Mario Rezepte

# Fatburner

So einfach schmilzt das Fett weg

- Bis zu 5 Kilo in 10 Tagen
- Bewegungsprogramm
- Extra: Schnellübersichten

Weltbild

# Inhalt

Ein Wort zuvor 5

**Der Weg von Dick nach Dünn** 7

**3 Schritte in ein neues Leben** 8
Gute und schlechte Futterverwerter 8
  Von Dünnen kann man lernen 8

**1. Schritt: Verbannen Sie Diäten** 10
Der Körper schaltet auf Notprogramm 10
  Der berühmte Jo-Jo-Effekt 11
Und wieviel wiegen Sie? BMI 12
  Der Waist-Hip-Ratio mißt Ihr Risiko 13

**2. Schritt: Schalten Sie den Fernseher aus** 13
Ohne Bewegung verlieren Sie kein Gramm Fett 13
Sport, der effektivste Fatburner 14
  Laufen Sie mit dem richtigen Puls 16

**3. Schritt: Essen Sie Fatburner statt Fertigprodukte** 17
Das Rad des Lebens 17
  Unser genetisches Programm 18

Stoffwechsel: Das passiert im Körper 20
  Meiden Sie Fertigprodukte 20
  Essen Sie sich schlank 21

**Wissen macht schlank** 22

**Zucker ist stärker als Ihr Wille** 24
Kohlenhydrate sind Zuckerbausteine 24
  Gehirn und Muskeln futtern Zucker 25
  Sensibles Meßinstrument: Blutzuckerspiegel 25
  Frühstücksschock für die Bauchspeicheldrüse 26
Dickmacher-Hormon Insulin 27
Super-Fatburner Glukagon 28
Was ist der GLYX? 29
  Tabelle: Gute & schlechte Kohlenhydrate 31

**Fett macht nicht nur dick** 32
Sie brauchen Fett, um Fett zu verlieren 33
  Gutes und schlechtes Fett 34
Vorsicht: Fett + Kohlenhydrate 34
10 Gebote für die schlanke Linie 35
  Tabelle: Fatburner & Fettnäpfchen 36

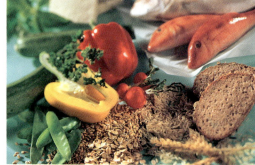

**Schlankstoff der Natur: Eiweiß**     38

Ohne Bausteine kein Haus     38
Eiweiß ist ein Fatburner     39
  Achtung Diät-Falle!     39
  Belebende Lösung: Eiweiß + Kohlenhydrate     40
Wieviel Eiweiß Sie brauchen     41
  Tabelle: Hier bekommen Sie Eiweiß     42
Ohne Eiweiß keine Hormone     44
  Das Wachstumshormon macht schlank im Schlaf     44

**Super-Fatburner: Vitalstoffe**     46

Arbeitsteilung im Fettstoffwechsel     46
Vitamin C – das aktivste Schlank-Vitamin     46
  Kalzium stärkt Knochen und baut Fett ab     48
  Magnesium futtert Fett weg     48
  Sushi für mehr Jod     48
  Chrom mischt mit     49
Schlank wird & bleibt, wer alle Vitalstoffe hat     49

## PRAXIS

**Schlemmen Sie sich schlank**     50

**Fatburner von A bis Z**     52

Eine Ode an das Obst     52
  Von Apfel bis Zitrusfrüchte     52
Gemüse – Quelle alles Guten     57
  Von Algen bis Zwiebeln     57
Figurwunder Fisch     62
Fleisch – weiß statt rot     63
Beilagen mit Köpfchen wählen     63
Milch & Milchprodukte     64
Getränke – Von Apfelsaft bis Zitronenwasser     65

**Kleiner Diät-Guide**     69

12 Regeln als Sprungbrett in ein neues Leben     69
Kleine Laufschule     69
Fatburner-Marmelade     70

**10-Tage-Fatburner-Wohlfühldiät**     72

Mit Rezepten für Frühstück, Mittag- und Abendessen, und jeden Tag 1 Fitness-Drink, 1 Fitness-Shake und 1 Betthupferl
Erster Tag     72
Zweiter Tag     74
Dritter Tag     76
Vierter Tag     78
Fünfter Tag     80
Sechster Tag     82
Siebter Tag     84
Achter Tag     86
Neunter Tag     88
Zehnter Tag     90

**Zum Nachschlagen**

Adressen und Bücher, die weiterhelfen     92
Rezeptregister     93
Sachregister     94
Impressum     96

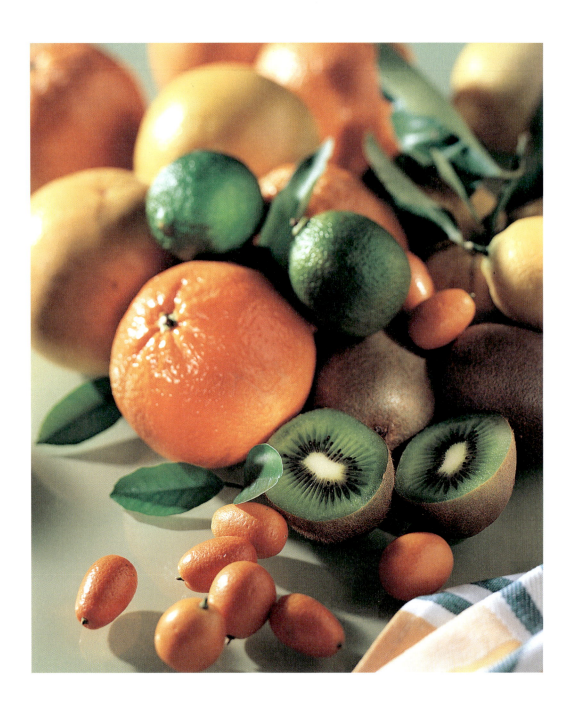

# Ein Wort zuvor

Über die Theorie des Abnehmens wurde schon viel geschrieben. Es gibt aber nur zwei Ratschläge, die in der Praxis wirklich funktionieren: *Essen Sie, um abzunehmen* und *Laufen Sie, um abzunehmen*.
Dieses Buch möchte Ihnen zu einer neuen, vitalen Lebensweise verhelfen – ohne große Willensanstrengung, einfach nur, indem Sie das Richtige essen: *Fatburner* statt *Fetthorter*.
Denn wenn Sie Ihren Stoffwechsel verstehen und frische Lebensmittel richtig nutzen, purzeln die Pfunde von selbst. Und nicht nur das – statt des lästigen Übergewichts stellen sich Energie und gute Laune von selbst ein.
Unser tägliches Brot versorgt uns nämlich nicht nur mit Kalorien. Es ist der Treibstoff für Wohlbefinden, Fröhlichkeit und einen gesunden, schönen Körper. Dafür brauchen Sie alle Biostoffe, die die Natur für Sie bereit hält: Eiweiß, die richtigen Kohlenhydrate, pflanzliche Öle und natürlich auch Vitamine, Mineralstoffe, Spurenelemente und wertvolle Pflanzeninhaltsstoffe. Ohne diese Vitalstoffe geht Ihr Stoffwechsel in die falsche Richtung: Die Nahrung wird – statt Muskeln und Gehirn als Energiequelle zu dienen – auf den Hüften als Fettpolster abgelagert, Sie fühlen sich matt und lustlos.
In diesem Ratgeber erfahren Sie, welche Lebensmittel beim Schmelzen der Pfunde mitarbeiten, welche Kombinationen die Wirkung noch steigern und von welchen Sie lieber die Finger lassen sollten. Wie Ihr Stoffwechsel auf Eiweiß, Fett und Kohlenhydrate reagiert, und wie Sie sich Ihr Wissen zunutze machen können. Und warum Sie um Ihre täglichen 30 Minuten Bewegung nicht herumkommen.
Erleben Sie, wie Sie essend neue Energie und gute Laune tanken können und Ihre Gewichtsprobleme endlich aus Ihrem Herzen verschwinden. Das dauert 10 Tage. Denn dafür gibt es die 10-Tage-Fatburner-Wohlfühldiät im dritten Teil des Buches. Sie werden sehen: Die ersten Kilos schwinden – und Sie starten durch in ein neues Leben.
Viel Spaß und guten Appetit wünscht Ihnen

*Marion Grillparzer*

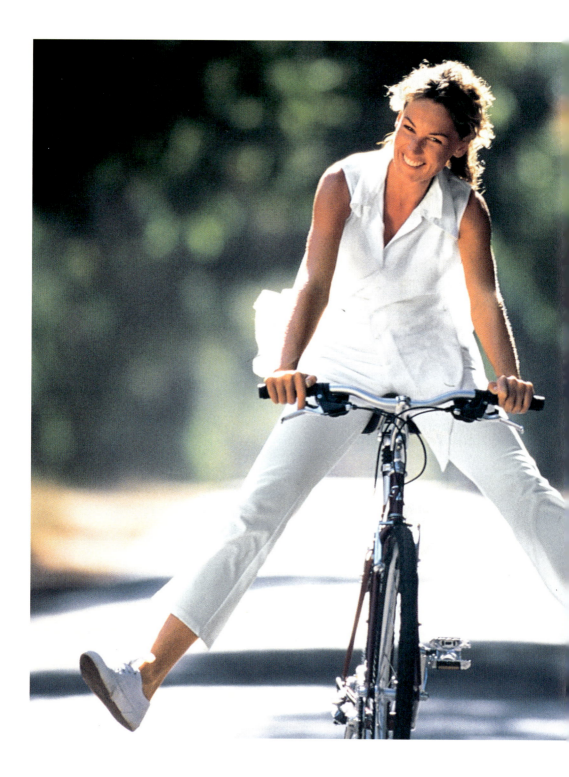

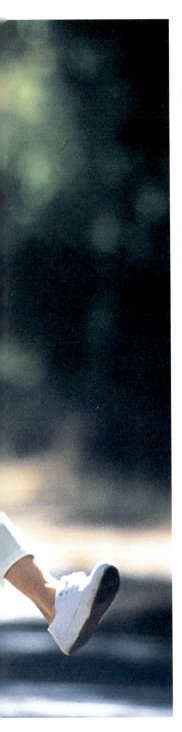

# Der Weg von Dick nach Dünn ...

... muß nicht steinig oder frustrierend sein, ganz im Gegenteil. Diät heißt nämlich Lebensweise – Ihre Lebensweise. Und diese neue Art zu leben kann Sie durchaus glücklich machen, fröhlich stimmen. Sie kann einen neuen Menschen aus Ihnen zaubern: voller Elan und Zufriedenheit.
Damit die Pfunde schwinden, brauchen Sie keine Willenskraft oder strenge Disziplin – Sie benötigen nur Wissen: Welche Lebensmittel gut für Ihren Körper sind. Wie Ihr Stoffwechsel auf Eiweiß, Fett und Kohlenhydrate reagiert. Welche Fatburner Sie schlank machen – während Sie essen. Und warum Sie an den Turnschuhen nicht vorbei kommen!

# Drei Schritte in ein neues Leben

Sie sind unzufrieden mit Ihrer Figur? Sie haben schon unzählige Diäten, Experimente und Pillen hinter sich ... nur keinen dauerhaften Erfolg? Damit sind Sie nicht alleine. Jeder zweite Deutsche hat Probleme mit dem Gewicht. Warum ist das so?

## Gute und schlechte Futterverwerter

*Pölsterchen sind Energie-Reserven*

Genau betrachtet hat Übergewicht physikalische Gründe: *Energie vergeht nicht.* Wenn wir unserem Körper Energie in Form von Kalorien zuführen, setzt er einen Teil davon in Wärme um, in Bewegung, in Reparaturarbeiten an den Billionen Körperzellen – und er legt alles, was er nicht braucht, als Energie-Reserven in Form von Pölsterchen an.

### Von Dünnen kann man lernen

- Es gibt tatsächlich gute und schlechte Futterverwerter. Wissenschaftler haben festgestellt: Der Stoffwechsel dünner Menschen ist so agil, daß sie einfach mehr Kalorien in Wärme umsetzen. Die Torte verpufft sozusagen in Grad Celsius über die Haut. Andere dagegen müssen scheinbar nur am Braten riechen, und schon wiegen sie ein Pfund mehr. Den Unterschied kann man messen: Dünne Menschen verbrauchen durchschnittlich 400 kcal Energie mehr pro Tag – ein großes Stück Torte.

*Dünne Menschen verbrauchen mehr Energie*

- Dünne Menschen bewegen sich aber auch mehr. Sie setzen die Curry-Wurst mit Pommes in Muskelarbeit um. Dafür müssen sie nicht einmal ins Fitness-Studio laufen. Sie sind von morgens bis abends aktiver: Sie putzen sich mit mehr Enthusiasmus die

> **TIP!**
> ### Der Weg von Dünn nach Dick ...
> ... führt über drei Dinge in eine Sackgasse:
> - Diäten
> - TV-Marathons
> - Zucker und Fertigprodukte.
>
> Sie sitzen in dieser Sackgasse fest und wollen heraus? Dann tauschen Sie die Dickmacher gegen zwei Schlankmacher aus:
> - Turnschuhe
> - Fatburner.
>
> Schlagen Sie einfach die andere Richtung ein. Wenn Sie sich um Ihren Körper kümmern, macht er aus Ihnen einen neuen Menschen!

## Gute und schlechte Futterverwerter 9

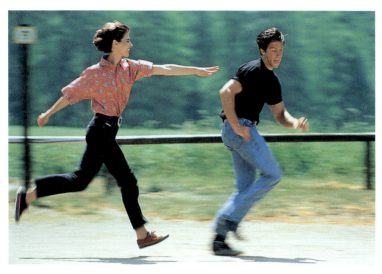

Von schlanken Menschen kann man lernen: Sie sind ständig in Bewegung, essen mit Genuß und geben ihrem Körper, was er braucht.

Zähne, legen einen Zahn zu, wenn sie die Zeitung reinholen, sprechen mit Händen und Füßen, springen häufig vom Stuhl auf ... Diese Menschen haben mehr Energie, darum verbrennen sie auch mehr Energie.

**Bewußt genießen hält schlank**

● Dünne Menschen können genießen. Sie essen, was ihnen schmeckt, und stoppen, wenn sie satt sind. Sie kennen keine Verbote und hören auf ihren Körper. Er sagt, was er braucht – und bekommt es auch.

● Dünne Menschen tanken beim Essen Energie. Auf ihrem Speiseplan stehen Fatburner: Lebensmittel wie Gemüse, Obst, Fisch, Geflügel, Joghurt, die einen gesunden Stoffwechsel erst möglich machen.

### Sind doch die Gene schuld?

Theoretisch können wir alle dick werden. Denn im Laufe der Evolution hatte nur eine Chance zu überleben, wer Depots für Notzeiten anlegen konnte, wenn es tage- oder wochenlang nichts zu essen gab. Darum steckt in unseren Genen immer noch die Botschaft: *Iß so viel wie möglich, bewege dich so wenig wie nötig – lege Energievorräte an.* Das ist in unseren Zeiten nur zu einfach: Man muß ja seinen Braten nicht jagen, seine Wurzeln nicht sammeln, man macht nur den Kühlschrank auf. Im Grunde sind also alle Menschen genetisch auf Übergewicht programmiert. – Nur, ob sie auch dick werden, das hängt von der Lebensweise ab: von der richtigen Ernährung und dem richtigen Maß an Bewegung.

**Depots für Notzeiten**

## Erster Schritt: Verbannen Sie Diäten

Wenn die Jeans kneift, ist die nächste Diät beschlossene Sache. Doch danach paßt sie oft noch weniger.

Wahrscheinlich begann Ihr Weg von Dünn nach Dick etwa so: Ein paar Pfund zuviel drückten auf Ihre Seele. Sie schnappten sich die nächstbeste Diät-Anleitung, kochten »light«, knabberten Knäcke – und dann funkte die Curry-Bude dazwischen, der Bäcker oder das Eis. Es dauerte nicht lang und Sie hatten ein paar Kilos mehr auf der Waage. Dann griffen Sie zur »Schlankpille«, verbuchten Erfolg – doch nach ein paar Wochen ging bei der Jeans der Reißverschluß nicht mehr zu. Wieder eine Frustphase, nach der Sie Ihren ganzen Willen zusammenrafften und dem nächsten Schlank-Versprechen Glauben schenkten. Sie sind nicht alleine. Für 95 Prozent der »Dicken« sind Diäten der Einstieg ins Übergewicht. Daß Diäten in einem immer höheren Gewicht gipfeln, kennen Sie unter dem Begriff Jo-Jo-Effekt.

### Der Körper schaltet auf Notprogramm

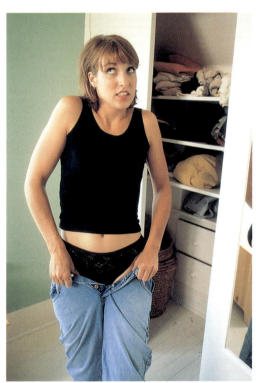

2000 bis 2400 kcal brauchen wir pro Tag. Wir müssen also nur weniger von den Dickmachern aufnehmen, dann macht das auch schlank? Falsch! Unser Körper hat nämlich Notprogramme eingebaut. Zunächst schraubt er den Energieverbrauch einfach runter. Das heißt: Ihre kleinen Kraftwerke in den Zellen, die *Mitochondrien*, verbrennen einfach weniger Nährstoffe. Sie produzieren zum Beispiel weniger Wärme, setzen also weniger Kalorien in Energie um. Der ganze Mensch läuft auf Sparflamme, er bewegt sich reduzierter, fühlt sich schlaffer, die Körpertemperatur sinkt etwas.

Durch die Diät laufen Sie auf Sparflamme

# Erster Schritt: Verbannen Sie Diäten

## *Erst Zucker, dann Eiweiß – noch lange kein Fett*

Weil Zuckervorräte leichter zugänglich sind als das Fett, bedient sich der Körper in »Hungersnot« zunächst aus den Glukose-Tanks in Leber und Muskeln. Rund ein Pfund Zucker steht ihm dort zur Verfügung. Beim Verbrennen von Zucker schwemmt Ihr Körper viel Wasser aus – der Anfangserfolg vieler Diäten, der sich auf der Waage zeigt.

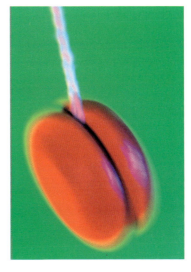

Kaum haben Sie mühsam abgenommen, schnellt der Zeiger der Waage wie ein Jo-Jo wieder nach oben.

Dann reagiert der Körper verzweifelt: Weil er Zucker fürs Gehirn braucht, muß er wertvolles Körpereiweiß annagen, um daraus Zucker zu bauen. Die Folgen: Abwehrkräfte und Reparaturwerkstätten laufen nur noch auf halben Touren, die Muskeln schwinden.

Der Körper verliert erst mal Wasser

Sie haben eine Woche Kalorien reduziert und auch Gewicht verloren, sind aber in Wirklichkeit noch kein Gramm Fett losgeworden. Erst nach einer Woche macht sich der Körper an die ungeliebten Pölsterchen. Doch dann hat man die Diät in den meisten Fällen schon satt – knabbert unglücklich im Fernsehsessel seine Chips. Und ist bald dicker als je zuvor.

## *Der berühmte Jo-Jo-Effekt*

Ihr Gewicht wirbelt wie ein Jo-Jo in einem Teufelskreis: Immer wenn es unten ankommt, saust es sofort wieder nach oben.
Und keiner holt Sie aus dem Strudel heraus. Die Diät-Industrie freut sich: Sie verdient Milliarden an den überflüssigen Pfunden. Die Pharmaindustrie freut sich: Schlank-Pillen boomen. Die Zeitschriftenverlage freuen sich: Sie verkaufen Magazine mit einer Diät im Heft bis zu 20 % besser als ohne. Die Bekleidungsindustrie freut sich, weil Sie jedes Jahr eine andere Konfektionsgröße brauchen ...

Viele verdienen am Frust mit den Pfunden

▶ **Ändern Sie Ihr Leben:** Verbannen Sie alle Kalorien-Sparmaßnahmen. Sie müssen essen, um abzunehmen!

# Drei Schritte in ein neues Leben

## Und wieviel wiegen Sie?

Vergessen Sie die alte Formel für das Idealgewicht. Die hieß: Körpergröße minus 100, minus 10 Prozent. Sie sagt nichts aus, weil der Körperbau nicht berücksichtigt wird.

### BMI: Das Maß aller Dicken

Genauer und wissenschaftlich untermauert ist der Body-Mass-Index (BMI). Sie brauchen nur einen Taschenrechner (die Formel steht im Kasten unten).

*Das Ziel ist ein BMI im Idealbereich*

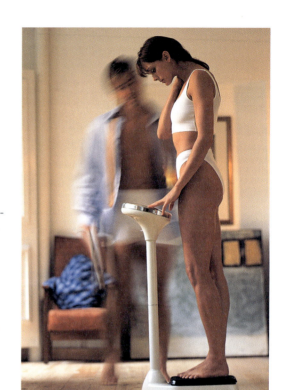

Das sind die Richtwerte:
- BMI unter 19: Untergewicht
- BMI 19 bis 25: idealer Bereich
- BMI 25 bis 30: leichtes Übergewicht
- BMI über 31: starkes Übergewicht

Rund 41 Millionen Deutsche sind übergewichtig: Mehr als 50 % der Erwachsenen haben einen BMI über 25, weitere 22 % liegen zwischen 30 und 40, und 3 % sogar über 40. Häufig wird beim Berechnen des BMI auch Alter und Geschlecht mit einbezogen. Danach dürfen ältere Menschen etwas schwerer sein als jüngere, Männer etwas schwerer als Frauen.

Einziger Nachteil des BMI: Er macht keinen Unterschied zwischen Fett- und Muskel-Kilos. Ein Bodybuilder mit dicken Muskelpaketen kann auf diese Weise zum Übergewichtigen werden. Bio-Impedanzanalyse-Waagen spüren über Leichtstrom den Fettanteil im Körper auf.

*Achten Sie nicht so sehr auf die Waage. Wenn Sie täglich Sport treiben, werden Fett ab- und Muskeln aufgebaut.*

---

**So berechnen Sie den BMI**

$$BMI = \frac{\text{Körpergewicht (kg)}}{\text{Körpergröße (m)}^2}$$

Am besten geht's mit einem Taschenrechner. Zum Beispiel: Eine Frau wiegt 65 kg und ist 1,70 m groß.
65 : (1,7 × 1,7) = BMI 22,5

## Der Waist-Hip-Ratio mißt Ihr Risiko

Pölsterchen sind nicht grundsätzlich gefährlich für Herz und Kreislauf, es kommt darauf an, wo sie sitzen. Neben dem BMI spielt deshalb die Fettverteilung eine Rolle: der Waist-Hip-Ratio (WHR), das Verhältnis zwischen Taillen- und Hüftumfang. Er outet den »Apfel-« oder »Birnen-Typ«.

*Auf die Fettverteilung kommt es an*

Bei Frauen findet man häufiger den Birnen-Typ mit Fettdepots an Hüften und Oberschenkeln. Diese Fettverteilung führt weit seltener zu Herz- und Kreislauferkrankungen.
Unter Männern ist eher der Apfel-Typ verbreitet. Er speichert seine Energiereserven rund um den Bauch. Gefährdet sind die Apfel-Typen mit Übergewicht. Sie haben ein höheres Herzinfarktrisko.

> **Sind Sie ein Apfel- oder Birnen-Typ?**
>
> $$\text{WHR} = \frac{\text{Taillenumfang}}{\text{Hüftumfang}}$$
>
> Der Birnen-Typ hat ein geringeres Risiko: Idealerweise sollte der WHR bei Frauen nicht größer als 0,85 und bei Männern möglichst kleiner als 1,0 sein.

# Zweiter Schritt: Schalten Sie den Fernseher aus

Sie wissen ja: Statistiken sind geduldig. Die eine Studie behauptet, Fett macht dick, die andere, Zucker macht dick. Aber es gibt nur einen Dickmacher, über den sich alle Statistiker einig sind: den Fernseher!
Alle Studien zeigen einen eindeutigen Zusammenhang zwischen den vor dem Gerät verbrachten Stunden und der Anzahl der Pfunde, die man zunimmt. Wer viel fernsieht, wird dick. Das beginnt schon im Kindesalter. Um dem vorzubeugen, setzen in den USA Eltern ihre Kinder neuerdings auf ein TV-Fahrrad. Auch gut: Fatburner- Trampolin (→ Seite 17).

*Alle sind sich einig: Fernsehen macht dick*

## Ohne Bewegung verlieren Sie kein Gramm Fett

Keine Diät funktioniert ohne Sport! Vor 4 Millionen Jahren hat sich der Mensch entschlossen, aufrecht durchs Leben zu schreiten. Und damit er Wurzeln und Beeren sammeln oder Büffel jagen kann, hat ihn die Natur mit 12 Kilo Muskeln ausgestattet. Allein 500 Skelettmuskeln halten die Wirbelsäule gerade und den Kopf oben, sie helfen beim

**Die Muskel-Power hält uns aufrecht**

Händeschütteln und Treppensteigen, sie verbrennen Fett, um uns zu wärmen, sie halten die Haut straff, den Körper schlank und uns jung. Doch sie verkümmern, wenn wir sie nicht in Aktion halten. Weil wir aber herumsitzen und unser schlechtes Körpergewissen uns – wenn überhaupt – nur einmal pro Woche in den Aerobic-Kurs oder an die Kraftmaschine bringt, schwindet die Muskulatur dahin.

### Muskeln schwinden stetig

Als Kinder sind wir Muskelpakete. Manchmal auch noch mit 20. Doch leider kommt immer mehr Trägheit ins Leben, und langsam aber stetig bauen wir Muskeln ab. Fettpölsterchen für Fettpölsterchen schleicht sich unter der Haut ein.
Mit jedem Gramm weniger Muskulatur wird auch weniger Fett verbrannt. Plötzlich erscheint jede TV-Erdnuß, jeder Kartoffelchip am nächsten Tag auf der Waage. Dann werden wir aktiv – nur in die falsche Richtung. Statt in die Turnschuhe zu schlüpfen und Fett zu verbrennen, versuchen wir Kalorien einzusparen.

**Je mehr Fett, desto weniger Muskeln, desto weniger Fettverbrennung**

## Sport – der effektivste Fatburner

Sie steigen morgens aus dem Bett auf die Waage und fühlen sich als ein Viel-zuviel-Kilo-Mensch, mit einem Herz voller Groll? Sie fühlen sich müde, ohne Antrieb, zu schwer für dieses Leben?
Dann steigen Sie morgens einmal nicht auf die Waage, sondern in die Turnschuhe. Legen Sie eine Lieblings-CD ein und laufen Sie 10 Minu-

> **WICHTIG**
> ### Bringen Sie das Fett zum Schmelzen
>
> **Nur die Muskeln verbrennen Fett**
>
> Der weibliche Körper besteht idealerweise zu 70% aus Wasser und zu 20% aus Fett. 15% sollten Muskeln sein. Wenn Sie 60 Kilo wiegen, dann besitzen Sie also 9 Kilo pure Muskeln und 12 Kilo Fett. In jedem Kilo Fett stecken Energie-Reserven von 7000 kcal.
> Wer Übergewicht hat, muß jedes dieser 7000-kcal-Päckchen abtrainieren, anders geht's nicht. Sie werden sehen: Laufend oder walkend schmelzen sie dahin, wie Butter in der Sonne.

## Sport – der effektivste Fatburner 15

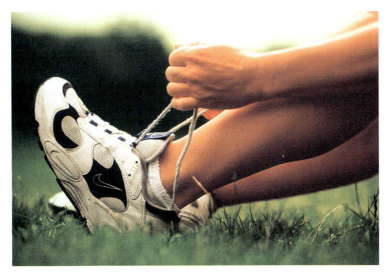

Versuchen Sie's einfach: Morgens als erstes Bewegung – auf dem Balkon, im Garten, im Park –, und der Tag ist ein anderer.

ten auf der Stelle. Dann hüpfen Sie 5 Minuten herum. Spüren Sie Ihren Körper einmal wieder intensiv in Bewegung, wie es ganz normal für ein Kind ist. Wetten, daß Sie sich wohler fühlen?
▶ **Anfangstip:** Spüren Sie einfach nur, wie gut Ihnen Bewegung tut.

### Der gewaltigste Sprung in ein neues Leben: Schlüpfen Sie in die Turnschuhe

*Wir brauchen Bewegung zum Glücklichsein*

Wir sind geboren, um uns zu bewegen. Ihre Muskeln zu trainieren macht Sie fröhlich, lebendig und gesund. Wenn Sie nur 30 Minuten täglich in Bewegung investieren, schmelzen Fettpolster dahin, Muskeln wachsen, die Haut wird straff. Bewegung stabilisiert Knochen und Gelenke, rüstet die Abwehrkräfte auf, stärkt die Lunge, vermindert die Blutfette, beugt Herzinfarkt, Schlaganfall und Krebs vor, lindert Depressionen – macht glücklich: meßbar an einem Anstieg der Endorphine, der körpereigenen Glücksbotenstoffe.

### Sie müssen sich nicht mal anstrengen

Wenn Sie nur so dasitzen und nichts tun, bedient sich Ihr Körper aus dem Fettdepot, um Ihre Körperwärme aufrechtzuerhalten, damit Sie atmen können und das Herz schlägt. Sie verbrennen so binnen einer

## Drei Schritte in ein neues Leben

Stunde 65 kcal, das sind 7 Gramm Fett. Das ist nicht viel. Aber immer noch mehr, als wenn Sie squashen oder Tennis spielen! Das können Sie nicht glauben? Verrückt, aber wahr!

Fett ist der eine Energietank des Körpers, Kohlenhydrate sind der andere. Wenn Sie abnehmen wollen, sind Sie nicht erpicht darauf, daß Ihr Körper schnell Kohlenhydrate verbrennt – davon haben Sie nur ein Pfund. Sie wollen, daß er stetig Fett verbrennt. Und das tut er nicht, wenn Sie Squash spielen, mit dem Mountainbike den Berg hochdüsen oder sprinten. Wenn Sie sich anstrengen, dann verbrennt Ihr Körper nur Kohlenhydrate statt Fett, weil nicht genügend Sauerstoff da ist.

**Nur wer sich nicht anstrengt, verbrennt Fett:** Deshalb locker laufen, mit Ihrem optimalen Puls.

### So heizen Sie die Fettverbrennung an

Sportmediziner haben festgestellt: Man muß sich nicht an Kraftmaschinen abrackern, um Fett zu verbrennen. Im Gegenteil: Optimale Fatburner sind Walken mit Nordic-Walking- Stöcken, Joggen, Radeln, Skaten, Hüpfen auf dem Trampolin – ja sogar Fensterputzen, Gärtnern, Treppensteigen. Nur: Sie müssen sich mit Ihrem Fettverbrennungspuls bewegen. Die Formel: *Trainingspuls = (220 – 3/4 Lebensalter – Ruhepuls) x Fit-Faktor + Ruhepuls.*

**Wir haben zwei Energie-Depots. Zapfen Sie das richtige an**

Den Ruhepuls messen Sie morgens liegend. Für den Fit-Faktor setzen Untrainierte 0,60 in die Formel, mittelmäßig Fitte 0,65 und Trainierte 0,7 bis 0,8. Bewegung unter diesem Puls garantiert, dass Ihr Herz nicht rast, genügend Sauerstoff zu den Muskeln kommt, damit Fett verbrennt – und zwar 10 mal soviel wie vor dem Fernseher. 70 Gramm pures Fett pro Stunde. Achtung: Sobald Sie über diesem Puls laufen, verbrennen Sie nur Kohlenhydrate.

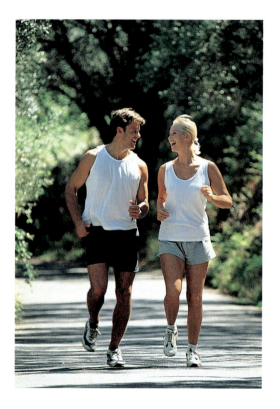

## Sport – der effektivste Fatburner

### Laufen Sie mit dem richtigen Puls

Besorgen Sie sich eine Pulsuhr (Herzfrequenzmesser), die Sie piepsend warnt, sobald Sie zu schnell laufen. Wenn Sie täglich 30 Minuten mit dem richtigen Puls trainieren, regen Sie Ihren Stoffwechsel so an, daß er stetig mehr Fett verbrennt. Und zwar auch dann, wenn Sie Ihre Turnschuhe längst in die Ecke gestellt haben. Ihr Körper verbraucht anschließend den ganzen Tag über mehr Kalorien.
Ausdauertraining senkt zudem den Insulinspiegel. Das Dickmacher-Hormon (Seite 27) geht nicht ins Blut und läßt dem Fatburner *Glukagon* freie Bahn (Seite 28).

*Laufen Sie gegen das Dickmacher-Hormon*

### *Wieviel soll man laufen?*

Experten raten: 2000 Kalorien sollten pro Woche der Bewegung zum Opfer fallen. Dann erhöht sich Ihre Lebenserwartung um ein Drittel, und Ihr Stoffwechsel stellt sich dauerhaft auf Fettverbrennung um.
▶ Wenn Sie fünfmal in der Woche eine halbe Stunde locker laufen, zügig walken oder 20 Minuten auf den Trampolin hüpfen und zusätzlich 10 Minuten täglich Gymnastik oder Hanteltraining absolvieren, machen sich die Fettzellen dünne.
▶ Bei unserer 10-Tage-Fatburner-Diät (ab Seite 72) starten Sie mit zweimal täglich je 20–30 Minuten – damit es anfangs schneller geht.

*2000 kcal pro Woche wegtrainieren*

### *Perfekte Trainingspartner*

**Hanteln & Gewichte:** Aus zwei Gründen lohnt es sich, täglich 10–15 Minuten zusätzlich in Krafttraining zu investieren: Sie bauen schnell Muskeln auf – die Fettöfchen, die Ihr Fett verbrennen. Und Sie produzieren den stärksten körpereigenen Fatburner: das Wachstumshormon (Seite 44). Sie können Gewichte in jedem Sportgeschäft kaufen.
**Latex- oder Thera-Band:** Sie bekommen es in verschiedenen Stärken und Längen und mit Anleitung in jedem Sportfachgeschäft. Anfänger starten mit dem gelben Band.
**Fatburner-Trampolin:** Das Mini-Wunderspringtuch passt in jeden Haushalt – und zu jedem Zeitbudget. 20 Minuten täglich reichen aus (warum nicht vor dem Fernseher?), um Fitness, Kreativität und jede Menge guter Laune zu tanken, den Körper zu vitalisieren, zu entgiften und effektiv Fett zu verbrennen. Info-Adresse Seite 92.

*Skipping mit dem Springseil macht gute Laune*

# Dritter Schritt: Essen Sie Fatburner statt Fertigprodukte

Wenn Sie wissen wollen, wie Übergewicht entsteht, müssen Sie wissen, wie Ihr Stoffwechsel funktioniert. Unter Stoffwechsel versteht man den Umbau von Nahrung in Energie, Körpersubstanz – und Lebensfreude.

## Das Rad des Lebens

*Die Nahrung unserer Ahnen*

Vor 500 Millionen Jahren entstanden die ersten kleinen Lebewesen: Einzeller namens *Protozoen* mit einem ganz einfachen Stoffwechsel – sie hatten ja nur eine Zelle zu versorgen. Vor 40 Millionen Jahren krabbelten dann die ersten Säugetiere über die Erde, und vor 12 Millionen Jahren kletterte eines von ihnen auf den Baum und ernährte sich von Blättern: unser ältester Vorfahre, der *Ramapithecus*. Sein Stoffwechsel war unserem schon verblüffend ähnlich.

Vor 4 Millionen Jahren verließ der Urmensch den Baum, richtete sich zum *Homo erectus* auf, begann zu sammeln und später zu jagen.

### Unser genetisches Programm ist 100 000 Jahre alt

Vor etwa 100 000 Jahren betrat *Homo sapiens* (der »weise Mensch«) die Szenerie – ein Jäger und Sammler. Ausgestattet mit einem komplizierten Biosystem, das bis heute unseres geblieben ist. Dieses von den Genen gesteuerte System muß das reibungslose Zusammenspiel von 70 Billionen Körperzellen regulieren. Es muß Nahrung, den Treibstoff der Natur, in Leben verwandeln, also in Laufen, Jagen, Lachen – und weise Gedanken.

*Unser Biosystem baut Nahrung in Leben um*

*Homo sapiens* aß mageres Fleisch und sammelte Früchte und Gemüse – alles Dinge, die sein Biosystem optimal verwerten konnte. Gesunde Nahrung – sogar aus unserer heutigen Sicht: Er nahm etwa dreimal soviel Vitalstoffe auf, wie die Deutsche Gesellschaft für Ernährung Ihnen

> **WICHTIG**
> **Wir sind Allesesser**
>
> Wenn unsere Vorfahren sich nur von Pflanzen ernährten, warum essen wir heute Fleisch? Die Gattung der reinen Pflanzenesser starb vor 2 Millionen Jahren aus. Jäger und Sammler aber lebten weiter. Sie erwiesen sich als fitter und fähiger, in der rauhen Natur zu überleben – Allesesser wie wir.

## Dritter Schritt: Essen Sie Fatburner statt Fertigprodukte

heute empfiehlt. Damit dieser Mensch auch *über*leben konnte, ermöglichte ihm sein Biosystem Nährstoffe zu speichern. Er konnte Zeiten mit Jagdpech schadlos überstehen, wochenlang nur von Wurzeln und Früchten leben.

### Der Treibstoff ist schlechter geworden

*Gute Nahrungsmittel = gute Gesundheit*

Dieses Biosystem hat sich in den letzten 100 000 Jahren nicht geändert. Noch heute brauchen Sie die Vitalstoffe aus Gemüse, Obst und tierischen Lebensmitteln: um zu lachen, zu laufen, zu denken ... Und Sie können immer noch Ihre Nährstoffe für Notzeiten im Körper speichern, zum Beispiel 40 Tage aus Ihren Körperfett-Vorräten leben – und so mancher länger.

*Fastfood und Fertigprodukte enthalten viele Substanzen, auf die unser Körper nicht geeicht ist.*

Doch der Treibstoff ist schlechter geworden. Die meisten Menschen geben ihren 70 Billionen Zellen nicht mehr das, was sie brauchen, überfordern sie mit Stoffen, die unser genetisches Programm nicht kennt. Der Körper reagiert mit Zivilisationskrankheiten wie Übergewicht, Diabetes, Gicht, Herz-Kreislauf-Erkrankungen, chronischer Müdigkeit, Depressionen und Krebs.

### Für Ketchup haben wir kein genetisches Programm

Würden Sie in Ihren Jaguar statt Super Diesel schütten? Nein, denn Sie wissen, Sie kämen nur wenige Kilometer weit. Nur mit Ihrem Körper gehen Sie nicht so sorgsam um wie mit einem guten Auto.

Sie verfügen über die genetische Ausstattung des *Homo sapiens* – nur haben Sie unvermutet den Treibstoff gewechselt: Fastfood und Schokolade, Weißmehl und Zucker gibt es erst einige Jahrzehnte, unser Stoffwechsel ist darauf nicht eingestellt – ganz zu schweigen von Konservierungs- und Farbstoffen, synthetischen Hilfsstoffen und Schadstoffen.

*Was die Gene nicht kennen, sollte man nicht essen*

Schon alleine mit Zucker und Weißmehl überfordern Sie Ihren Körper, bringen das feine Zusammenspiel der Hormone im Stoffwechsel aus der Balance. Für die Verarbeitung von Ketchup und Tütensuppe gibt es nämlich kein genetisches Programm. Der Körper weiß nicht, wie er damit umgehen soll.

## Stoffwechsel: Das passiert im Körper

Nehmen Sie an, Sie essen einen Apfelkuchen. Dieser wird von Ihren kleinen Verdauungsarbeitern namens *Enzyme* in winzige Bestandteile zerlegt, damit Ihr Stoffwechsel sie überhaupt verwerten kann:
- Kohlenhydrate in kleine Zuckermoleküle – Glukose
- Eiweiß in seine Bausteine – die Aminosäuren
- Fett in die kleinen Fettsäuren.

Diese winzigen Nahrungsbausteine driften zusammen mit Vitaminen und Mineralien vom Darm ins Blut, lösen einen Tanz der Hormone aus und werden über das kilometerlange Gefäßnetz zu ihrem Wirkungsort geliefert: der Zelle. Sie fließen also in den Stoffwechsel ein, und er verwandelt die Nährstoffe in Leben. In den Kraftwerken der Zelle werden Nährstoffe zu Energie verheizt, oder sie dienen der Zelle als Baumaterial für stabile Nerven, tatkräftiges Immunsystem, glänzendes Haar, glatte Haut.

> Enzyme nagen das Essen klein

### Hormone regulieren das Lebensrad

Hormone sind die Vorarbeiter, die jede einzelne Körperfunktion regulieren: Ob Sie Lust auf Sex haben, müde oder wach sind. Ob Sie sich glücklich fühlen oder satt. Ob unbändiger Heißhunger auf Süßes Sie quält oder Streß an den Nerven nagt. Ob Sie die Kraft zu fliehen haben oder vor Angst erstarren. Ob Sie kreativ sind oder sich nicht konzentrieren können. Ob Sie im Schlaf Fett abbauen und Muskeln aufbauen – oder umgekehrt.
All das, jede Lebensfunktion, jedes Gefühl, wird von Hormonen gesteuert. Und Sie ahnen gar nicht, wie stark sich das, was Sie essen, auf Ihre Hormone auswirkt. Ihr täglich Brot ist nämlich nicht nur eine Quelle dickmachender Kalorien, sondern Voraussetzung für das reibungslose Zusammenspiel Ihres Stoffwechsels – und damit Basis für Gesundheit und Glück.

> Hormone werden aktiv, je nachdem was Sie essen

## Meiden Sie Fertigprodukte

Übergewicht ist eine Reaktion Ihres Körpers auf einen Mangel an Vitalstoffen. Denn Vitalstoffe sind die Arbeiter im Energiestoffwechsel. Fehlen diese Arbeiter, kann Fett nicht abgebaut werden, sondern wird einfach auf Hüfte und Po zwischengelagert. Warum leiden wir Mangel

> Dick wird, wem Nährstoffe fehlen

## Dritter Schritt: Essen Sie Fatburner statt Fertigprodukte

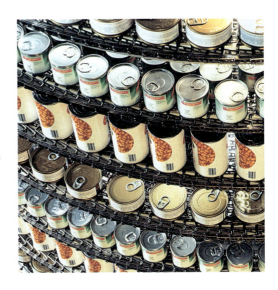

*Mangel-
ernährung
mitten im
Überfluß*

in einer Überflußgesellschaft? Ganz einfach: Die *Lebens*mittel aus der Fabrik sind oft nichts anderes als satt machende Sinnestäuschungen. Der Joghurt hat nie eine Erdbeere gesehen, die Tütensuppe kein Huhn. Die Chemie kocht mit – mit Gesundheit oder Leben hat das nichts mehr zu tun. 7000 künstliche Aromen locken den Appetit, dazu Farbstoffe, Geschmacksverstärker, Bindemittel, raffinierter Zucker und Konservierungsstoffe. Aus der Packung kommt also häufig ein toter Nährstoff-Mix, angereichert mit ein paar Vitaminen.

### *Auch »light« macht nicht leicht*

Fertigprodukte mögen noch so bequem sein, aber die meisten machen dick – leider oft auch dann, wenn »*nur 300 kcal*« auf der Packung steht. Sie beruhigen das Gewissen und verführen zum Mehr-Essen. Der Beweis: Amerikaner geben jährlich 40 Milliarden Dollar für »Light«-Produkte aus. Seit den 60er Jahren gibt es die »leichten« Lebensmittel, und das Gewicht der Nation hat sich seither verdoppelt.

*Verzichten
Sie auf Fer-
tigprodukte:
Nur frisch
zubereitete
Mahlzeiten
enthalten
alle Vital-
stoffe.*

### Essen Sie sich schlank

Ihre 70 Billionen Körperzellen wollen Tag für Tag versorgt sein – mit den richtigen Baustoffen und mit Energie. Denn Hormone, Abwehrkräfte, Muskeln, Nerven und Organe können nur arbeiten, wenn ihnen alle Nährstoffe in ausreichender Menge zur Verfügung stehen. Ist das nicht der Fall, reagiert der Körper mit Müdigkeit, schlechter Laune, stumpfem Haar – und Übergewicht.
Denn der Mangel an bestimmten Nährstoffen macht dick. Es sind die Nährstoffe, die Fett verbrennen: »**Fatburner**«!
▶ Welche Nährstoffe Fatburner sind und wie Sie sich mit ihnen in Zukunft schlank essen können, steht in den nächsten Kapiteln.

*»Zu wenig«
kann auch
dick machen*

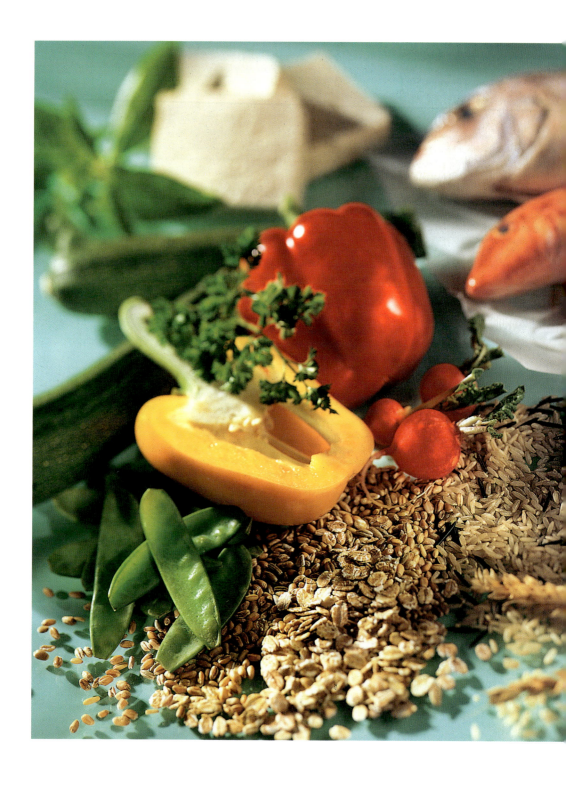

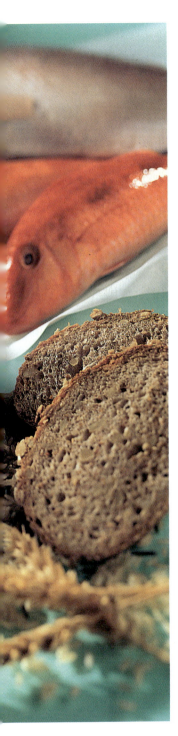

# Wissen macht schlank

Macht Fett fett? Nein, nicht jedes. Auch nicht alle Kohlenhydrate. Und während Zucker Sie zum Essen zwingt, bremst Vollkornbrot den Hunger. Es kommt wirklich nur darauf an, welche Lebensmittel Sie auswählen und wie Sie diese kombinieren. Je nachdem landet das Fett auf den Hüften oder wird in Ihren Zellen zum Energieschub.
In diesem Kapitel erfahren Sie, welche Nähr- und Vitalstoffe Ihren Fettzellen einheizen, warum ein niedriger GLYX schlank macht und welche Lebensmittel wahre Fatburner sind.

# Zucker ist stärker als Ihr Wille

**Wissen, was gut für Sie ist**

Kohlenhydrate machen dick – jedenfalls die falschen. Aber nicht alle Kohlenhydrate sind schlecht: Wenn Sie die richtigen essen, muß der Körper sogar Energie aufwenden, um sie aufzuschließen und verwerten zu können. Es gibt also schlank- und dickmachende Kohlenhydrate – solche, auf die Ihr Körper genetisch vorbereitet ist, und solche, die Ihren Körper erschrecken: Es gibt **Fatburner** und **Fetthorter**.

## Kohlenhydrate sind Zuckerbausteine

Um Kohlenhydrate in eine verwertbare Form umzuwandeln, schießt der Körper Energie zu. Je größer die Kohlenhydrate, desto mehr. Es kommt also auf die Größe an.

**Zuckerbausteine von einfach bis komplex**

- *Einfache* Kohlenhydrate bestehen aus einem einzigen Zuckerbausteinchen: wie die *Glukose* im Honig oder die *Fruktose* im Obst.
- Andere Kohlenhydrate bestehen aus zwei solchen Bausteinen: die *Saccharose* – wie Würfelzucker – oder die *Laktose* in der Milch.

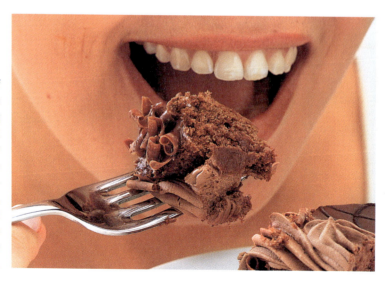

Die Lust auf Süßes kann übermächtig sein: Weil raffinierter Zucker so schnell abgebaut wird, folgt bald der nächste Heißhunger auf Süßes.

## Kohlenhydrate sind Zuckerbausteine

*Die »guten« Zucker stecken in Obst, Gemüse und Vollkorn*

- Die sogenannten *komplexen* Kohlenhydrate setzen sich aus ganz vielen gleichen Bausteinen zusammen, die der Körper erst auseinandernehmen muß. Diese Kohlenhydratketten stecken zum Beispiel in Getreide, Kartoffeln, Kohlrüben, Hülsenfrüchten.

> **WICHTIG**
> **Gute und schlechte Kohlenhydrate**
>
> So unterschiedliche Lebensmittel wie Schokoriegel, Vollkornbrot, Möhren und Erdbeeren enthalten Kohlenhydrate. Der Körper bastelt sich daraus Glukose – das Zuckermolekül, mit dem er arbeiten kann. Je nachdem wie schnell und hoch die verschiedenen Kohlenhydrate Ihren Blutzucker ansteigen lassen, machen sie dick oder dünn, kurbeln die **Fettspeicherung** an oder die **Fettverbrennung**.

### Gehirn und Muskeln futtern Zucker

Unsere Denkzentrale ist ein wahrer Süßschnabel: Das Gehirn ernährt sich von nichts anderem als von Zuckerbausteinen. Ständig holt es sich Glukose aus dem Blut. Ist nicht genug vom süßen Stoff vorhanden, läßt die Konzentration nach, wir werden müde, schlecht gelaunt.
Dem Gehirn stehen zum schnellen Verbrauch etwa 70 Gramm Glukose in der Leber zur Verfügung. Ungefähr 300 bis 400 Gramm stecken in den Muskeln – eiserne Reserve für den Fall, daß Sie plötzlich losspinten oder sich an Fitness-Geräten abrackern. Denn auch Muskeln brauchen Kohlenhydrate zur Energiegewinnung. Wenn Sie etwas hektisch oder mit viel Kraft tun, bedienen sich Ihre Muskeln aus diesem schnellen Energie-Tank, verbrennen Zucker – flugs, wie Papier im Ofen. Diese Vorräte müssen immer wieder aufgefüllt werden. Und das steuern Hormone.

*Glukose ist schnell verfügbarer Energie-Vorrat*

### Sensibles Meßinstrument: Blutzuckerspiegel

*Wichtig: ein gleichmäßiger Blutzuckerspiegel*

Reguliert wird unser gesamtes Energie-Programm über den Blutzuckerspiegel. In jedem Liter Blut schwimmt etwa ein Gramm Zucker – wie schon gesagt, in Form von Glukose. Der Körper ist bestrebt, diesen Blutzuckerspiegel konstant zu halten.
Sorgen Sie mit Schokolade oder Vollkornbrot für Kohlenhydrat-Nachschub, nagen die Verdauungsenzyme die Lieferung erst mal klein. Die Zuckerbausteinchen gelangen dann vom Darm ins Blut. Der Blutzuckerspiegel steigt. Darauf reagiert Ihr Biosystem sofort nach Programm: Die Bauchspeicheldrüse schickt das Hormon Insulin ins Blut.

*Weißer Zucker lockt das Insulin*

Dieses sendet sofort seine Botschaft zum Appetit-Zentrum im Hypothalamus im Gehirn: *Satt! Futtern einstellen!* Dann schaufelt das Insulin die Zuckermoleküle zur Leber und zu den Muskeln. Sind diese Vorratsspeicher aufgefüllt, wird der restliche Zucker in Fett umgewandelt, auf Po, Hüfte und Bauch abgelagert, bis der Blutzuckerspiegel auf seinen Normalwert sinkt und oft sogar noch ein bißchen darunter. Geht dann dem Gehirn der Zucker aus, schaltet sich ein Alarmsystem ein: Sie werden nervös, unkonzentriert, fahrig, schwach. Und im Sättigungszentrum kommt die Botschaft an: *Brauche sofort was zu essen – bitte etwas Süßes.*

## Frühstücksschock für die Bauchspeicheldrüse

Morgens vor dem Frühstück haben Sie etwa 1 Gramm Zucker (Glukose) pro Liter im Blut. Und je nachdem was Sie frühstücken, steigt der Blutzuckerspiegel sehr schnell oder langsam und stetig an.

*Saft, Obst und Müsli zum Frühstück geben die richtigen Signale: wenig Zucker und viele Vitalstoffe.*

### Fruktose aus dem Obst belastet kaum

Eine Orange zum Frühstück enthält Pflanzenfasern. Diese Ballaststoffe führen dazu, daß es etwas dauert, bis der Fruchtzucker im Darm freigesetzt wird und ins Blut dringen kann. Zudem muß die Leber die Fruktose erst einmal in Glukose umbauen, in die Form, mit der unser Körper etwas anfangen kann. Das heißt, wenn Sie Obst essen, steigt der Blutzuckerspiegel nur langsam an. Und er fällt kontinuierlich wieder ab. Nach einer Stunde sollten Sie laut Ihrem genetischen Urprogramm wieder Lust auf ein neues Stück Obst bekommen, das Ihren Körper mit Vitalstoffen versorgt.

*Der Fruchtzucker im Obst wird langsam verarbeitet*

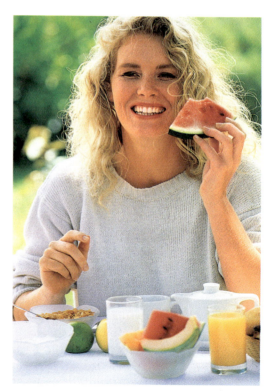

### Vollkornbrot und Müsli halten lange satt

Ein Vollkornbrot, mit seinen komplexen Kohlenhydrat-Ketten, muß erst in kleine Glukosemoleküle aufgespalten werden. Zudem bremsen die vielen Ballaststoffe den Zucker dabei, sofort ins Blut zu dringen. Der Blutzuckerspiegel steigt deshalb langsam und kontinuierlich an. Es dauert drei Stunden, bis sich der Zucker im Körper verteilt hat. Erst dann kommt wieder Hunger auf. Das gleiche gilt übrigens für Naturreis und Vollkorn-Pasta.

**Ballaststoffe bremsen den Hunger**

### Weißbrot und Marmelade peitschen den Blutzucker hoch

Essen Sie Weißbrot aus raffiniertem Mehl – ohne Ballaststoffe – oder die kleinen Zuckermoleküle, wie sie im Haushaltszucker, in der Marmelade oder im Schokoriegel stecken, dringen die winzigen Moleküle sofort ins Blut, und der Blutzuckerspiegel schießt auf einen Gipfel nach oben. Sie haben plötzlich 1,5 Gramm oder mehr Zucker in jedem Liter Blut. Und das macht wirklich dick.

## Das Dickmacher-Hormon Insulin

Wird die Bauchspeicheldrüse mit Weißbrot oder Süßem konfrontiert, produziert sie Insulin. Dieses Hormon ist lebenswichtig: Ohne Insulin bleibt der Zucker im Blut und zerstört Gefäße und Nerven. Kommt nun eine Menge vom »schnellen« Zucker ins Blut, läuft die Bauchspeicheldrüse auf Hochtouren. Das viele Insulin schickt die Zuckermoleküle direkt in die Zellen. Aber daraufhin sinkt der Blutzucker auch ganz schnell wieder – unter den normalen Wert. Die Folge: Dem Gehirn geht plötzlich der Zucker aus, wir werden müde, unkonzentriert, und es stellt sich ein gewaltiger Heißhunger auf Süßes ein. Es liegt also nicht an mangelndem Willen, wenn Sie zum nächstbesten Süßen greifen. Ihr Körper zwingt Sie: Der Zucker ist stärker. Das nächste Limo oder der Schoko-Keks lösen den gleichen Prozeß wieder von vorne aus. Der Blutzucker schnellt hoch, die Bauchspeicheldrüse erschrickt, produziert eine Menge Insulin. Der Zucker geht aus, Sie brauchen Süßes.
Und das Fatale daran: Solange Insulin im Blut agiert, bleiben die Fettzellen unangetastet. Der Fatburner *Glukagon* bekommt keine Chance.

**Wenn dem Gehirn Energie fehlt**

**Viel Zucker will noch mehr Zucker**

## Zucker ist stärker als Ihr Wille

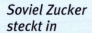

**Soviel Zucker steckt in**

1 Würfelzucker: 3 g
1 Liter Fruchtsaftgetränk: 120 g
1 Liter Cola-Getränk: 110 g
100 g Bonbons (Hartkaramellen): 97 g
100 g Konfitüre: 69,8 g
100 g Nougat: 66 g
100 g Brotaufstrich auf Nußbasis: 54 g
1 Tafel Schokolade: 39,8 g
100 g Müsli-Riegel: 30,1 g
100 ml Tomatenketchup: 23,4 g
100 g Käsesahnetorte: 22,6 g
50 g Gummibärchen: 21,4 g
100 g Plätzchen: 16,7 g
1 Becher Joghurt (Fruchtzubereitung): 11,3 g

### Das dicke Ende

Irgendwann nehmen die Körperzellen das hyperaktive Insulin nicht mehr ernst. Sie schalten auf stur, werden resistent gegen seine Botschaft. Verzweifelt versucht die Bauchspeicheldrüse, immer mehr Insulin zu produzieren, damit endlich der Blutzuckerspiegel sinkt. Sie haben ständig zu viel Insulin im Blut, werden dicker und dicker. Weil auch das Appetitzentrum im Gehirn nicht mehr auf die Botschaft: *Essen einstellen!* reagiert, essen Sie immer weiter, mehr als Sie brauchen.

*Der Körper reagiert verzweifelt*

## Der Super-Fatburner Glukagon

Die Bauchspeicheldrüse produziert ein weiteres Hormon: das Schlank-Hormon Glukagon, den Gegenspieler von Insulin. Glukagon bremst die Geschäftigkeit von Insulin, hindert es daran, gleich den ganzen Zucker im Blut abzubauen. Es tritt dann in Aktion, wenn der Blutzuckerspiegel unter einen bestimmten Wert fällt.

*Glukagon ist ein Schlank-Hormon*

Nachdem Sie also Vollkornbrot oder einen Apfel gegessen haben und der Blutzuckerspiegel auf natürliche Weise sinkt, schüttet die Bauchspeicheldrüse Glukagon ins Blut. Es regt die Leber an, den Zuckerspiegel wieder aufzufüllen – indem Fett aus den Fettzellen abgesaugt und bei Bedarf in Zucker umgewandelt wird.

### Steter Süßkonsum sperrt Glukagon ein

Doch der Fatburner Glukagon hat nur eine Chance, wenn Sie nicht ständig mit den falschen Kohlenhydraten das Insulin hervorlocken. Denn solange viel Insulin im Blut ist, kann Glukagon seine Arbeit

## Was ist der GLYX?

nicht tun. Die Zuckertanks in der Leber und die Fettzellen auf den Hüften bleiben voll.

»Gute« Kohlenhydrate erhöhen den Blutzuckerspiegel nur leicht. Darunter fallen Vollkorn-Getreideprodukte, Vollkornreis, Hülsenfrüchte, frisches Gemüse, Pasta (al dente) und das meiste Obst. Wer viel davon ißt, gibt dem Fatburner Glukagon eine Chance.

### Wie süßt man gesund?

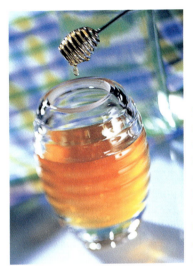

Süßen Sie mit dem, was die Natur bietet: Apfel- und Birnendicksaft, Zuckerrüben- und Ahornsirup oder Honig.

Verwenden Sie Zucker nur wie ein Gewürz

Verwenden Sie den chemisch raffinierten, weißen Zucker so selten wie möglich. Süßen Sie stattdessen öfter mit Natur: Honig, Ahornsirup, Apfel- oder Birnendicksaft. Sie heben zwar auch den Insulinspiegel an, solange man sie aber wie ein »Gewürz«, also in kleinen Dosen, verwendet, machen sie nicht dick. Auch Frutilose (Fruchtzucker; Reformhaus) ist eine günstige, insulinfreundliche Alternative.

Und Süßstoffe? Sie belasten den Blutzuckerspiegel nicht und helfen Kalorien reduzieren. Aber Nahrung ist mehr als nur eine Kalorienquelle. Die chemischen Zucker-Geschwister mögen ein Segen sein für Diabetes-Kranke, Gesunde können getrost darauf verzichten.

> **WICHTIG**
>
> **Feind Nr. 1**
>
> Viele moderne Ernährungswissenschaftler halten einen ständig zu hohen Insulinspiegel für den einzig wahren Grund für Übergewicht. Ein hoher Insulinspiegel signalisiert Ihrem Körper: Speichere Fett in den Fettzellen und schließe es dort ein. – Wenn Sie künftig Fertigprodukte mit Zucker und Weißmehl so gut es geht meiden, werden die Kilos nur so dahinschmelzen .

### Was ist der GLYX?

Vor 25 Jahren definierte der US-Forscher Prof. Crapo den *glykämischen Index*, kurz GLYX. Der GLYX besagt, wie stark ein Lebensmittel den Blutzucker erhöht. Gute Kohlenhydrate haben einen niedrigen GLYX, sie halten lange satt, der Fatburner Gluka-

Gut ist ein GLYX unter 50

gon kann sein gutes Werk verrichten. Schlechte Kohlenhydrate haben einen hohen GLYX, sie locken viel vom Dickmacher Insulin ins Blut, machen Heißhunger auf Süßes und horten Fett in den Fettzellen.

## Ein hoher GLYX macht dick

Crapo entwickelte eine Skala von 1–100 und legte fest, daß alle Nahrungsmittel mit einem GLYX über 55 schlecht sind. Darunter fallen Zucker und alle Lebensmittel, die Zucker enthalten. Heutzutage kommt man dem weißen Dickmacher kaum noch aus: In Säften, Limonaden, Müslis, den meisten Fertigprodukten, ja sogar in Senf und sauren Gurken ist Zucker enthalten, und in einer Flasche Ketchup stecken gar 50 Zuckerwürfel.

Zu den schlechten Kohlenhydraten zählen aber auch industriell verarbeitete Lebensmittel aus Weißmehl, Kartoffelpulver, verarbeitetem Mais oder weißem Reis, da sie keine natürlichen Ballaststoffe enthalten.

*Sogar im Senf steckt weißer Zucker*

### *Schlank macht also ...*

... wenn Sie Ihren Speiseplan auf viele Lebensmittel mit niedrigem GLYX umstellen (Tabelle nebenan). Daß es köstlich schmeckt, können Sie gleich mit der 10-Tage-Fatburner-Diät ab Seite 72 ausprobieren.

*Lebensmittel mit hohem GLYX lassen den Blutzucker innerhalb von Minuten nach oben schnellen. Ein niedriger GLYX belastet weder Blutzucker noch Fettpolster.*

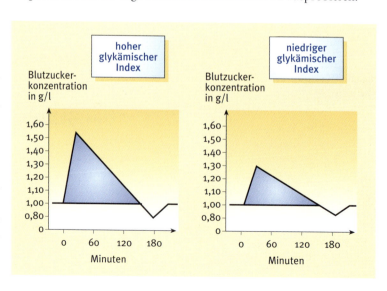

# Gute und schlechte Kohlenhydrate

**DIE FATBURNER**

**LEBENSMITTEL MIT NIEDRIGEM GLYX**

**Getränke**
Frische Gemüsesäfte 15
Frischer Fruchtsaft
 (o. Zucker) 40
**Gemüse & Obst**
Frisches Gemüse 15
Frisches Obst 10–30
Pilze 15
Sojabohnen 15
Kirschen 22
Grapefruit 25
Limabohnen 30
Linsen 30
Kichererbsen 30
Getrocknete Aprikosen 31
Rote Bohnen 40
Pintobohnen 40

Grüne Bohnen 40
Erbsen aus der Dose 50
**Brot**
Roggenbrot (Sauer-
 teig) 48
Vollkornschrot- oder
 Kleiebrot 50
Pumpernickel 51
**Getreideprodukte**
Quinoa 35
Wildreis 35
Vollkornmüsli (o. Zucker,
 auf hohen Kleiegehalt
 achten) 40
**Beilagen**
Nudeln aus Vollkornmehl
 40

Pasta (al dente) 40
Parboiled Reis 48
Naturreis 55
**Süßes**
Bitterschokolade (mehr
 als 70 % Kakao-Anteil)
 20
Fruktose (Fruchtzucker) 20
Marmelade (o. Zucker) 30
Fruchteis (o. Zucker) 35
Honig (die süße Ausnah-
 me) 60
**Sonstiges**
Nüsse 15–30
Erdnüsse 15
Magermilch 30
Milchprodukte ca. 35

**DIE DICKMACHER**

**LEBENSMITTEL MIT HOHEM GLYX**

**Getränke**
Bier 110
Gezuckerte Fruchtsäfte 80
Limonaden, Cola-Ge-
 tränke 70
**Süßes**
Traubenzucker (Glukose)
 100
Zucker (Saccharose) 70
Schokolade 70
Kekse 70
Konfitüre 65
**Brot**
Ganz weißes Brot
 (Fastfood) 95
Brezeln 85
Weißbrot (Baguette) 70

Graubrot 65
**Kartoffeln**
Bratkartoffeln 95
Gebackene Kartoffeln 95
Pommes frites 75
Kartoffelpüree 70
Pellkartoffeln 62
**Getreideprodukte**
Cornflakes, Popcorn 85
Reiskuchen,
 Reis-Crispies 80
Mais-Chips 75
Kräcker 75
Gezuckertes Müsli 70
Croissant 70
Maismehl 70
Weizenmehl 70

Mais 55
**Beilagen**
Instant-Reis 85
Weißer Reis (Rundkorn) 72
Couscous 65
Weißer Reis (Langkorn) 60
Nudeln (weich gekocht)
 60
**Obst & Gemüse**
Gekochte Karotten 85
Kürbis 75
Wassermelone 75
Ananas 65
Rosinen 65
Reife Bananen 60
Honigmelone 60

# Fett macht nicht nur dick

Vor Fett darf man sich nicht fürchten. Wir brauchen es wie ein Vitamin. Es kleidet unser Nervenkostüm aus, ist Baustoff für glatte junge Haut und unabkömmlich für unseren Stoffwechsel.

*Pro Tag nicht mehr als 60–80 g Fett*

Pro Tag schleusen wir allerdings im Schnitt 1400 Fettkalorien in unseren Stoffwechsel. Soviel Fett kann nur verbrennen, wer seine Muskeln einige Stunden lang schuften läßt. Da wir aber mehr mit dem Kopf arbeiten als mit den Muskeln, wandert jede Fettkalorie, die wir nicht verheizen, nonstop auf die Hüften.

## Erst zeigt die Waage nichts

Ab dem 25. Lebensjahr verfettet der Körper schleichend. Der Waagenzeiger steht anfangs still, denn gleichzeitig werden Muskeln abgebaut. Nur wer regelmäßig trainiert, erhält seinen Muskelanteil. Fitness-Muffel jedoch verlieren ihre wertvollen Brennöfen, während sich die Fettzellen vollsaugen. Während die Waage noch »Idealgewicht« anzeigt, hat sich im Körper schon das Fett breit gemacht.

So manche Frau, die normale 60 Kilo wiegt, erschrickt, wenn eine elektronische Waage den Körperfettanteil aufdeckt: Statt der gesunden 20 % Fett stecken in ihrem Körper 35 %. Das bedeutet: 15 % weniger Muskeln – das einzige Organ, das in nennenswertem Maß Fett verbraucht.

*Fettfalle: Während die Muskeln schwinden, machen sich Fettzellen breit*

### WICHTIG
### Das Geheimnis der Insel Kreta

Wissenschaftler fanden heraus: Die Menschen auf Kreta leben am längsten in Europa – und haben die geringste Herzinfarktrate. Der Grund liegt auf dem Teller: wenig tierisches Fett, dafür mehr Fisch und pflanzliche Öle, vor allem Olivenöl. Die wichtigsten Ölsäuren, die Ihr Körper täglich wie Vitamine braucht, heißen: *Ölsäure, Linolsäure, alpha-Linolensäure* und *Omega-3-Fettsäuren*. Um den Bedarf an diesen Fettsäuren zu decken, müssen Sie nur täglich mit Olivenöl, Sonnenblumenöl oder Rapsöl kochen und zweimal in der Woche eine Portion Seefisch essen (z.B. Hering, Lachs, Makrele).

# Sie brauchen Fett, um Fett zu verlieren

**TIP!**
**Fatal: Fett + Zucker**

Eine US-Studie untersuchte die unterschiedliche Fettaufnahme beim Trinken von Sahne-Milk-Shakes. Das faszinierende Ergebnis: Die Testpersonen, die gezuckerte Shakes tranken, nahmen um bis zu 60 Prozent mehr Fett in den Stoffwechsel auf als die Personen, die ungezuckerte Shakes tranken. Fazit: Wer abnehmen will, sollte die fatale Kombi »Fett + Zucker« vermeiden.

Fett steckt nicht nur in den ungeliebten Pölsterchen, um stets als Energietank für die Glukose-Herstellung parat zu sein.
Fett ist ein unersetzlicher Baustoff für Zellwände und Nerven. Es polstert die Organe und bildet eine wärmende Schutzschicht. Es ölt die Haut und verhindert, daß sie austrocknet. Ohne Fett könnten wir keine Hormone bilden und auch keine Gallensalze, die unerläßlich sind für eine gute Verdauung. Fett transportiert die fettlöslichen Vitamine A, D, E und K vom Darm ins Blut.
Und Fett ist sogar ein Fatburner. Allerdings nur das »gute« Fett.

*Halten Sie's wie die Menschen am Mittelmeer: Kochen Sie nur noch mit pflanzlichen Ölen.*

## Gutes und schlechtes Fett

Chemiker unterscheiden gesättigte und ungesättigte Fettsäuren. Die **gesättigten Fettsäuren** sind bei Zimmertemperatur hart und stecken vor allem in tierischen Lebensmitteln wie Sahne, Butter, Fleisch, Wurst, Käse, aber auch in Kokos- und Palmfett. Gesättigte Fettsäuren sollten Sie nur in Maßen genießen. Denn sie sind hauptsächlich beteiligt an unseren Zivilisationskrankheiten. Sie erhöhen den Cholesterinspiegel, verstopfen die Blutgefäße, sind eigentlich all das, wofür Ihr Körper keine sonderliche Verwendung hat – außer eine Fettschicht anzulegen.

*Ungesättigte Fettsäuren sind für uns lebenswichtig*

**Ungesättigte Fettsäuren** sind in der Regel flüssig. Da der Körper sie selbst nicht herstellen kann, sind sie *essentiell*, lebenswichtig wie Vitamine. Ein Mangel an ungesättigten Fettsäuren führt zum Beispiel zu Wachstumsstörungen, verminderter Konzentration und Lernfähigkeit, Störungen der Nervenfunktion und Hautveränderungen. Wertvolle Lieferanten: Gemüse, Oliven, Nüsse, Samen und Fisch.

## Vorsicht: Fett und Kohlenhydrate

Im Körper passiert folgendes: Wenn Sie Schweinebraten mit Knödel essen, lockt der Knödel mit seinem hohen GLYX viel Insulin ins Blut. Das Dickmacher-Hormon schickt die Fettmoleküle des Bratens sofort in die Fettzellen und schließt sie dort ein. Das passiert nicht, wenn Sie den Braten mit Vollkornnudeln essen. Denn diese haben einen niedrigen GLYX, lassen das Insulin in Ruhe und sorgen so dafür, daß das Fett in den Muskelzellen zu Energie verheizt werden kann.

▶ Meiden Sie also fettreiche Lebensmittel zusammen mit »schnellen« Kohlenhydraten, also solchen mit hohem GLYX.

▶ Schnelle Kohlenhydrate sollten Sie nur zusammen mit fettarmen Lebensmitteln essen, wie Kartoffeln mit Kabeljau, weißen Reis mit Gemüse oder Garnelen.

▶ Ideal wäre ein ausgewogenes Verhältnis zwischen »gutem« Fett, ausreichend Eiweiß und Kohlenhydraten mit niedrigem GLYX.

*Wenn schon Fett, dann nur in Kombination mit Gemüse oder Vollkorn*

*Für das Fett im Schweinebraten hat Ihr Körper keine besondere Verwendung. Deshalb schickt er es nonstop in die Fettzellen.*

### Kombinieren Sie richtig!

**Fatale Kombinationen**
- Schweinebraten mit Knödel
- Spätzle mit Sahnesauce
- Torte (süßer Teig mit fetter Füllung)
- Butterbrot mit Marmelade
- Fruchteis mit Sahne
- Pizza oder Pommes
- Croissant mit Schokolade
- Weißbrot mit Käse

**Schlanke Kombinationen**
- Lammbraten mit Naturreis
- Putenbrust mit Salzkartoffeln
- Pasta mit Gemüse
- Naturreis mit Garnelen
- Mozzarella mit Tomaten
- Joghurt mit Früchten
- Müsli mit Früchten
- Brot mit Tomaten
- Melone mit Schinken

# 10 Gebote für die schlanke Linie

Wenn Sie diese 10 Gebote beachten, dann ist das Fett nicht länger Ihr Feind.

**1** Ersetzen Sie alle Fette durch Olivenöl, Nussöle und Rapsöl. Reduzieren Sie Butter, Sahne und Margarine. Das tägliche Muß: 1 TL Leinöl. Und keine Angst vor fettem Fisch. Er liefert gute Omega-3-Fettsäuren.

*Auf pflanzliche Öle umstellen*

**2** Essen Sie viel Hülsenfrüchte, Gemüse, frische Früchte, Vollkorngetreide (Reis, Nudeln, Brot, Müsli), Kartoffeln und Salat – all das enthält kaum oder kein Fett. Übrigens: Das Gemüse kann ruhig aus der Tiefkühltruhe kommen, die Eisfee konserviert die Vitamine.

**3** Reduzieren Sie rotes Fleisch und Wurst zugunsten von Seefisch und Geflügel. Und wählen Sie immer die mageren Stücke: Filet, Schnitzel, Lende.

**4** Milchprodukte möglichst »light«: In 30 g Crème fraîche stecken zum Beispiel 9 g Fett, in derselben Menge saurer Sahne nur 3 g. Ein Becher Sahnejoghurt wartet mit 10 g Fett auf, Vollmilchjoghurt nur mit 3,5 g. Eine Ecke Camembert (30 g) liefert 10,2 g Fett, versuchen Sie mal Harzer Käse mit nur 0,2 g.

*Vollmilchjoghurt ins Müsli*

**5** Sparsam beim Kochen: Beschichtete Pfannen nur mit Öl auspinseln. Fett nach dem Anbraten von Fleisch aus der Pfanne gießen. Dämpfen und Dünsten schont Vitamine und Hüften. Ersetzen Sie die Sahne in der Sauce durch püriertes Gemüse, fettarme Dickmilch oder Sauerrahm.

*Gemüse nur kurz dünsten*

**6** Schneiden Sie die Fettränder vom Fleisch weg, und lassen Sie die Wurst schon an der Theke so hauchdünn schneiden, daß Sie durchblicken können.

**7** Verzichten Sie auf Fertigprodukte. Naturbelassene Lebensmittel sind fettärmer: 100 g Pellkartoffeln haben 0,3 g Fett (66 kcal), Chips 40 g (549 kcal).

**8** Mixen Sie Ihr Müsli lieber selbst: aus Haferflocken, Weizenkleie, mageren Milchprodukten und Obst. Fertigmüslis enthalten Zucker und viel Fett in Nüssen und Schokolade.

*Selber mixen schmeckt viel besser*

**9** Fettfallen vermeiden: Kuchen, Torten, Eiscreme und Schokolade sind wahre Fettbomben, ebenso Käse und Pizza.

**10** Panade ist ein Fettschwamm – Sie sollten sie immer von Fisch und Fleisch abkratzen. Und zeigen Sie allem aus der Friteuse die kalte Schulter.

## Fatburner

**LEBENSMITTEL, DIE SCHLANK MACHEN**

| | | | |
|---|---|---|---|
| **Obst & Gemüse** | Obst, Gemüse und Hülsenfrüchte | enthalten Fett nur in Spuren. Essen Sie | drei bis fünf große Portionen pro Tag! |
| **Milchprodukte** | Magermilch-Joghurt 0,1<br>Molke 0,2<br>Kondens-Magermilch 0,2 | Speisequark, mager 0,3<br>Buttermilch 0,5<br>Trinkmilch, fettarm 2,0 | Schichtkäse (10 %) 2,0<br>Körniger Frischkäse 2,9<br>Kefir 3,5 |
| **Käse** | Harzer, Korbkäse, Mainzer Handkäse 0,7<br>Romadur (20 %) 9<br>Limburger (20 %) 9 | Romadur (30 %) 14<br>Mozzarella 16<br>Feta (40 %) 16<br>Tilsiter (30 %) 16 | Ziegenkäse (45 %) 21<br>Parmesan (32 %) 25<br>Edamer (30 %) 28 |
| **Fisch** | Kabeljau 0,6<br>Tintenfisch 0,8<br>Flußbarsch 0,8<br>Seelachs, geräuchert 0,8<br>Hecht 0,9<br>Zander 1<br>Seezunge 1 | Seelachs 1<br>Languste 1,1<br>Austern 1,2<br>Miesmuscheln 1,3<br>Garnelen, Scampi 1,4<br>Hummer 1,9<br>Scholle 2<br>Forelle 3 | Rotbarsch 4<br>Rotbarsch, geräuchert 5,5<br>Lachs 14<br>Brathering 15<br>Bismarckhering 16<br>Makrele, geräuchert 16<br>Thunfisch in Öl 21 |
| **Fleisch & Geflügel** | Putenbrust 1<br>Kalbsfilet 1<br>Kalbsschnitzel 2<br>Schweinefilet 2<br>Schweineschnitzel 2 | Rinderleber 2,1<br>Hase 3<br>Schinken, gekocht, ohne Fettrand 3<br>Rinderfilet 4 | Rehrücken 4<br>Roastbeef, Rind 5<br>Geflügelwurst 5<br>Corned beef 6 |
| **Getreideprodukte** | Roggenbrot 1,0<br>Pumpernickel 1,0<br>Maisgrieß 1,1 | Knäckebrot 1,5<br>Roggen, Korn 1,7<br>Buchweizen 1,7 | Naturreis 2,2<br>Grünkern 2,7<br>Vollkornbrot 3,9 |
| **Sonstiges** | Mineralwasser 0 | Tofu 5,0 | Hühnerei 5,2 |
| **Pflanzenöle** | Enthalten alle um die 99,5 Gramm Fett, zählen aber wegen | ihrer gesunden Fettsäuren zu den Fatburnern, | z.B. Olivenöl, Rapsöl, Leinöl, Erdnussöl |

Alle Angaben in g Fett pro 100 g Lebensmittel

# Fettnäpfchen

**LEBENSMITTEL, DIE DICK MACHEN**

| | | | |
|---|---|---|---|
| **Milch-produkte** | Butter 83<br>Crème fraîche 40 | Schlagsahne 31,7<br>Schmand 24 | Eiscreme 20 |
| **Käse** | Mascarpone 47,5<br>Bavaria blu, Cambozola (70 %) 40<br>Edelpilzkäse (50 %) 39<br>Camembert (60 %) 33 | Gruyère (45 %) 32,3<br>Appenzeller (50 %) 31,6<br>Emmentaler (45 %) 30<br>Bergkäse (45 %) 30 | Doppelrahmfrischkäse 28<br>Frischkäse (60 %) 23 |
| **Fleisch &- Geflügel** | Speck, durchwachsen 65<br>Mettwurst 37<br>Salami 33<br>Lammkotelett 32<br>Gans 31<br>Bratwurst 29<br>Leberwurst, grob 29<br>Fleischwurst 29 | Fleischkäse 28<br>Münchner Weißwurst 27<br>Frankfurter Würstchen 24<br>Schweinebauch 21<br>Leberwurst, mager 21<br>Suppenhuhn 20<br>Lammkeule 18 | Ente 17<br>Jagdwurst 16<br>Rinderhack 14<br>Schinken, gekocht 13<br>Bierschinken 11<br>Schweinekotelett 8<br>Rinderhals 8 |
| **Backwaren & Knabbereien** | Schokowaffeln 33,5<br>Nußkuchen 29<br>Sahnetorte 25<br>Blätterteig 25 | Schokomüsli 11,5<br>Kartoffelchips 39,4<br>Erdnußflips 28 | Tortilla-Chips 24<br>Pommes frites 14,5 |
| **Süßes** | Brotaufstrich auf Nußbasis 31 | Vollmilchschokolade 30 | Marzipan 25<br>Nougat 24 |
| **Fette** | Schweineschmalz 99,7<br>Butterschmalz 99,5 | Mayonnaise (80 % Fett) 78,9 | Margarine 80<br>Halbfettmargarine 40 |
| **Erlaubt – aber nicht zu viel** | Macadamianüsse 73<br>Pekannüsse 72<br>Walnüsse 62<br>Haselnüsse 61 | Erdnüsse 49<br>Erdnußmus 47,8 | Oliven schwarz/griechisch 36<br>Avocado 23,5 |

Alle Angaben in g Fett pro 100 g Lebensmittel

# Schlankstoff der Natur: Eiweiß

Leben ist Eiweiß! Denn Ihr Körper besteht – abgesehen von Fett und Wasser – aus Eiweiß, den *Proteinen*. Ihr Immunsystem, Muskeln, Haare, Nerven, Organe sind aufgebaut aus den 22 winzigen Eiweißbausteinen, den *Aminosäuren*. Jeden Tag müssen Billionen von Körperzellen repariert werden, die Haut wird erneuert, Haare und Nägel wachsen, das Heer der Abwehrkräfte muß täglich gerüstet sein. Für jedes Gefühl, jede Nerven- oder Muskelreaktion, für alle Ihre Gedanken bastelt Ihr Körper aus Eiweißbausteinen die nötigen Hormone, Enzyme und Botenstoffe.

*Lebendig werden wir durch Eiweißbausteine: Aus ihnen baut der Körper alles, was Laufen, Lachen und Glücklichsein erst möglich macht.*

## Ohne Bausteine kein Haus

Für die ständigen Ab- und Umbauprozesse bedient sich Ihr Körper aus einem Eiweißpool im Blut. Nämlich dem Eiweiß, das Sie mit der Nahrung tanken. Ohne Bausteine kein Haus: Sie brauchen jede einzelne der 22 verschiedenen Aminosäuren, damit sie dem Körper als Bausteine für die Synthese körpereigener Substanzen zur Verfügung stehen.

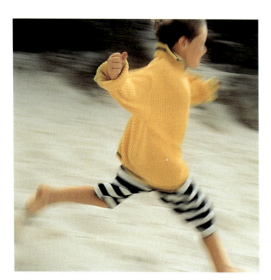

Damit wir unseren Körper jung und gesund erhalten, damit wir Leistung bringen können und gute Laune haben. Acht dieser Aminosäuren sind essentiell: das heißt, der Körper kann sie nicht selbst herstellen. Sie müssen sie mit der Nahrung aufnehmen.

*Erst zerkleinern Enzyme das Eiweiß*

### Das Eiweiß aufschließen

Viele Menschen leiden unter Eiweißmangel, obwohl sie genügend Eiweiß essen. Weil sie sich falsch ernähren. Das aufgenommene Eiweiß muß erst klein gespalten werden, sonst kommen die wertvollen Aminosäuren nicht an ihrem Zielort, der Zelle, an. Wenn Vitalstoffe fehlen, kann der Körper nicht genügend Magensaft oder eiweißspaltende Enzyme produzieren. Das Eiweiß kann nicht ins Blut dringen, unverdautes Eiweiß bleibt im Darm, fault, führt zu Verdauungsbeschwerden und Allergien.

▶ **Fazit:** Ohne Vitamine keine gesunde Eiweißaufnahme. Essen Sie zu jedem Stück Fleisch einen Salat und zu jedem Joghurt ein Stück Obst.

*Kombinieren Sie Eiweiß und Vitamine*

### Wählen Sie schlank

*Viel Fisch und Schalentiere essen*

Bei manchen hat Eiweiß einen schlechten Ruf: Weil unsere Eiweißquellen hauptsächlich aus Vollmilch und rotem Fleisch bestehen. Und diese liefern gleichzeitig die schlechten tierischen Fette – die Dickmacher. Wählen Sie bessere – gesunde – Eiweißquellen: mageren Fisch, Geflügel, Hülsenfrüchte, magere Milchprodukte.

# Eiweiß ist ein Fatburner

Wenn Sie nun ein *mageres* Stück Geflügel oder Fisch essen, dann muß Ihr Körper Energie zuschießen, um dieses Nahrungseiweiß in körpereigenes Eiweiß umzuwandeln. Und wo holt er diese Energie her? Aus den Fettdepots.

Ein Gramm Nahrungseiweiß hat 4 kcal. Und 25 %, also 1 kcal, muß Ihr Körper zum Verwerten pro Gramm zubuttern. Er bedient sich dazu aus den Fettzellen. Damit sich diese Fatburner-Eigenschaft auch auf der Waage auswirkt, müssen Sie nur darauf achten, daß Sie magere Eiweißlieferanten vorziehen (Tabelle Seite 42).

### Achtung Diät-Falle!

Nun denken Sie vielleicht: *Gut, dann eß ich nur noch Eiweiß – und werde schlank.* Stimmt. Es gibt viele proteinreiche Crash-Diäten, die genau mit diesen Mitteln arbeiten. Sie verordnen Unmengen Eiweiß, verbieten Kohlenhydrate, und man nimmt wirklich schnell ab.

*Eiweiß-Crash-Diäten schaden nur*

Nur leider Wasser. Ihr Stoffwechsel macht da nämlich nicht mit. Er rastet aus und schaltet auf ein unnatürliches Programm namens »Ketose«. Der Körper produziert, total erschrocken über das seinen Genen unbekannte hohe Eiweißangebot – bei gleichzeitigem Kohlenhydrat-

# 40    Schlankstoff der Natur: Eiweiß

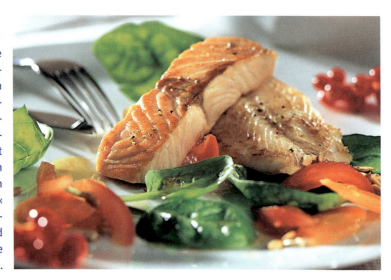

*Die optimale Fitness-Kombi: Den mageren Eiweißspender Fisch zusammen mit einer großen Portion »guter« Kohlenhydrate und Vitalstoffe im Gemüse.*

mangel –, sogenannte *Ketonkörper*. Und diese versucht die Niere mit ganz viel Wasser auszuscheiden. Ihr Diät-Erfolg auf der Waage: pures Wasser, kaum Fett. Fazit: Lassen Sie lieber die Finger davon.

### Vorsicht Eiweißmangel

Zuviel Eiweiß ist nicht gut – zuwenig sogar katastrophal. Die meisten Frauen, die eine Diät machen, leiden schnell unter Eiweißmangel, weil sie versuchen, Fett zu vermeiden – denn sie lassen dabei die Eiweißlieferanten gleich mit weg.
Eiweißmangel aber schwächt das Immunsystem, die Haare fallen aus – und die Muskulatur wird abgebaut! Wenn Sie sich ausgewogen ernähren, können Sie zuviel Eiweiß mit der Nahrung kaum aufnehmen. Die Tabelle auf Seite 42 zeigt, daß es im Grunde gar nicht so leicht ist, seine tägliche Ration abzubekommen.

*Achtung: Bei Diäten fehlt oft Eiweiß*

## Einfache und belebende Lösung:
## Eiweiß plus Kohlenhydrate

Sie müssen Ihr Eiweiß nur mit Kohlenhydraten kombinieren. Solange Sie Ihren Joghurt mit Früchten essen, den Fisch mit einer großen Portion Gemüse, tanken Sie ausreichend Zucker fürs Gehirn und Vitalstoffe zum Eiweißverwertung. Ihr Körper muß weder den anomalen Stoffwechselweg Ketose einschlagen noch wertvolle Muskeln annagen. Er bedient sich vielmehr aus den Fettpölsterchen, um das wertvolle Eiweiß der Nahrung in Jugend, Immunsystem, Muskeln, Leistungskraft zu investieren – und in Fröhlichkeit!

*Essen für Lust und gute Laune*

## Muntermacher Eiweiß

Es gibt einen weiteren Grund, warum Sie Eiweiß stets mit Kohlenhydraten kombinieren sollten. Kohlenhydrate alleine machen müde, sie wirken dämpfend auf die Tätigkeit des Gehirns. Es werden nämlich chemische Botenstoffe im Gehirn gebildet, sogenannte *Neurotransmitter*, die eher müde machen.

Eiweiß aber verhindert, daß Kohlenhydrate den Verstand trüben. Denn aus der Aminosäure *Tyrosin*, die im Eiweiß steckt, können die belebenden chemischen Botenstoffe *Dopamin* und *Norepinephrin* gebildet werden. Diese muntern auf, Sie denken schneller, sind aufmerksamer, motivierter und geistig reger.

*Fit durch Hormone und Botenstoffe*

## Eiweiß-Formel

Wieviel Eiweiß braucht der Mensch? Man rechnet, daß eine Person pro Kilogramm Körpergewicht 0,8 Gramm Eiweiß braucht. Eine Frau, die 60 Kilo wiegt, benötigt also 48 Gramm täglich – wenn Sie sich wenig bewegt und schlank ist.

Sportliche Aktivitäten erhöhen den Bedarf – bei Leistungssport steigt er auf das Doppelte. Wenn Sie Übergewicht haben (siehe BMI Seite 12) sollten Sie auch noch mal eine Eiweiß-Portion zugeben, um die Fettpolster auf Dauer wieder in Muskeln umzuwandeln.

*Berechnen Sie selbst, wieviel Eiweiß Sie brauchen*

### Berechnen Sie Ihren Grund-Eiweißbedarf:

Körpergewicht (kg) _____ × 0,8 Gramm = _____ Gramm Eiweiß
zum Beispiel:          60 (kg) × 0,8 Gramm = 48 Gramm Eiweiß

48 Gramm Eiweiß stecken in: 300 Gramm Brathuhn, 2 Kilo Austernpilzen, 225 Gramm weißen Bohnen, 280 Gramm Seelachs, 10 Bechern Joghurt, 220 Gramm Roastbeef.

## Hier bekommen Sie Eiweiß

Etwa 50 g Eiweiß brauchen Sie täglich

| 20 Gramm Eiweiss stecken in | 10 Gramm Eiweiss stecken in |
|---|---|
| 3 Hühnereiern | 0,3 Liter fettarmer Milch (1,5 %) |
| 80 g Hühnerbrust | 0,3 Liter Buttermilch |
| 80 g magerem Schweinefleisch | 300 g Joghurt (1,5 % Fett) |
| 80 g Putenbrust | 75 g Frischkäse (20 % Fett) |
| 80 g magerem Lamm | 50 g Mozzarella |
| 100 g Kalbsfilet | 75 g magerem Quark |
| 100 g Rinderfilet | 38 g Schnittkäse (30 % Fett) |
| 90 g Rinderlende | 25 g Parmesan |
| 90 g Schweinefilet | 37 g Romadur (20 % Fett) |
| 70 g geräuchertem Lachs | 125 g Tofu |
| 120 g Kabeljau | 100 g Vollkornmehl |
| 110 g Makrele | 80 g Haferflocken |
| 100 g Sardinen | 135 g Naturreis |
| 120 g Scholle | 25 g getrockneten Keimen |
| 120 g Seezunge | 125 g Weizenschrotbrot |
| 110 g Garnelen | 100 g Knäckebrot |
| 120 g Langusten | 60 g Cashewnüssen |
| 125 g Hummer | 35 g Erdnüssen |
| 123 g magerer Geflügelwurst | 35 g Leinsamen |
| 65 g Schinken ohne Fettrand | 50 g Mandeln |
| 100 g Thunfisch | 50 g Pistazienkernen |
| 130 g Lachs | 40 g Sonnenblumenkernen |
| 100 g Heilbutt | 50 g getrockneten Bohnen |
| 120 g Steinbutt | 175 g Erbsen |
| 200 g Austern | 200 g Kohlgemüse |

In Obst und Gemüse steckt zwar auch Eiweiß, aber nicht viel.

### Welches Eiweiß – tierisch oder pflanzlich?

Am besten: tierisch plus pflanzlich

Tierisches Eiweiß ist meist mit Fett vergesellschaftet und pflanzliches mit Fasern. Das bedeutet: Pflanzliches kann man nicht ganz so gut aufnehmen wie tierisches. Am besten ist, Sie achten beim tierischen Eiweiß auf niedrigen Fettgehalt – und kombinieren mit Köpfchen.

## Welches Eiweiß – tierisch oder pflanzlich?

### Wertvolle Kombinationen

Die Qualität des Nahrungseiweißes hängt davon ab, wie gut der Körper daraus sein eigenes Material bilden kann. Aus 100 g tierischem Nahrungseiweiß baut Ihr Körper 70 g Körpereiweiß. 100 g pflanzliches Eiweiß kann er nur in 30 g eigene Substanz umsetzen. Durch günstige Kombination können Sie die Eiweißqualität (biologische Wertigkeit) insgesamt erhöhen. Gute Kombis sind: Weizen mit Milch (Müsli), Kartoffeln mit Ei, Hülsenfrüchte oder Gemüse mit Fleisch oder Fisch. Aus 100 g dieser Mischung können Sie 60 g Körpereiweiß herstellen.

*Aus Eiweiß werden Muskeln*

### Über den Tag verteilen

Nun hat es keinen Sinn, ein dickes Eiweißfrühstück zu futtern, und dann nicht mehr an sein tägliches Protein zu denken. Zuviel Eiweiß auf einmal scheidet die Niere aus.
Sie müssen es portionsweise über den ganzen Tag verteilen: je Mahlzeit 10 bis 20 Gramm. Sie werden sehen, es ist relativ schwierig, an ausreichend Eiweiß zu kommen – vor allem, wenn man Vegetarier ist.

*Die Power über den Tag verteilen*

### Nützliche Eiweiß-Konzentrate

Wenn Sie viel unterwegs sind und keine Zeit haben, sich etwas zuzubereiten, oder Milchprodukte nicht vertragen, kann ein Eiweißkonzentrat aus der Apotheke hilfreich sein: Statt Curry-Wurst mit Pommes mixt man sich besser einen Eiweißdrink und ißt frisches Obst dazu.
Ein gutes Eiweiß-Konzentrat erkennen Sie daran, daß tierisches Eiweiß (Eiklar, Milch- oder Molkeeiweiß) und pflanzliches Eiweiß (häufig Soja) enthalten sind. Die Kombination hebt die biologische Wertigkeit auf über Hundert an – optimiert die Qualität.

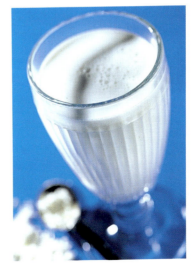

*Sportlich sehr aktive Menschen können mit Eiweiß-Konzentraten verhindern, daß der Körper zum Muskelaufbau das Immunsystem annagt.*

# Schlankstoff der Natur: Eiweiß

## Ohne Eiweiß keine Hormone

Nicht nur das Schlank-Hormon Glukagon, auch andere Hormone steuern den Fettstoffwechsel. Hier die wichtigsten Fatburner:

### Das Wachstumshormon macht schlank im Schlaf

*Räubern Sie den Kühlschrank vor dem Schlafengehen*

Der stärkste Fettverbrenner im menschlichen Körper ist das Wachstumshormon. Es wird erst nachts aktiv, Ihr Körper produziert es im Tiefschlaf. So regen Sie Ihr Wachstumshormon an: Sie brauchen nur zwei Aminosäuren, *Arginin* und *Lysin*. Muskeln wachsen, Fett schmilzt dahin, die Haut wird straff. Arginin und Lysin stecken in Haferflocken, Milchprodukten, Eiern, Geflügel und Meerestieren.

▶ **Schlank-Tip:** Räubern Sie nachts kurz vor dem Schlafengehen den Kühlschrank: Trinken Sie ein Glas *magere* Milch, oder essen Sie ein Stück Putenbrust mit Zitrone beträufelt oder einen Joghurt mit Haferflocken. Mehr Betthupferl finden Sie bei den Rezepten ab Seite 72.

### Karnitin schleppt Fett ab

*Transportiert das Fett zur Verbrennung*

Der Biostoff Karnitin steuert unseren Energiestoffwechsel – und zwar in Richtung Abnehmen. Karnitin transportiert das Fett aus dem Blut

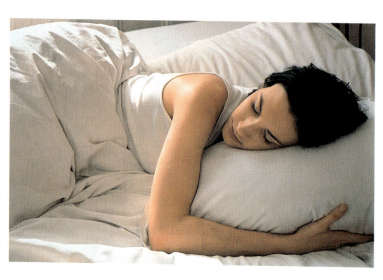

*Mit dem richtigen Betthupferl werden Sie schlank im Schlaf: Aktivieren Sie das Wachstumshormon, das nachts Muskeln auf- und Fett abbaut.*

in die Zellen zur Verbrennung. Wer nicht genügend Eiweiß aufnimmt, der leidet leicht unter Karnitin-Mangel. Dicke Menschen haben oft zu wenig von diesem effektiven Fettvernichter im Blut. Leider produziert der Körper nur geringe Mengen Karnitin – und auch nur dann, wenn ihm ausreichend Vitamin C, Vitamin $B_6$ und Eisen zur Verfügung stehen.
▶ Karnitin steckt in: magerem Fleisch, Geflügel und Milchprodukten.

### Methionin – die Schlankmacher-Aminosäure

Fühlen Sie sich häufig müde und schlapp? Dann haben Sie vielleicht zu wenig Methionin im Blut. Diese Aminosäure spielt eine Schlüsselrolle beim Eiweißaufbau. Ein Mangel schwächt das Immunsystem, erhöht das Krebsrisiko und macht dick. Methionin ist Baustein des Muskeleiweißes, hilft als Bestandteil von Karnitin beim Abtransport der Fette zur Verbrennung, und ohne Methionin wird kein zehrendes Streßhormon Noradrenalin gebildet.

*Zu wenig Methionin macht dick*

▶ Methionin steckt in: Leber, Eigelb, Fleisch, Fisch, Geflügel, Käse, Joghurt, Linsen und Sojaprodukten.

### Taurin verleiht Fettpölsterchen Flügel

Taurin steckt als Aufputscher in den Energie-Drinks. Positiv an dem Eiweißstoff: Taurin hilft der Hirnanhangsdrüse, ihre fettschmelzenden Hormone zu verschicken, zum Beispiel das Wachstumshormon. Zudem mixt Taurin im Gallensäure-Stoffwechsel mit, der bei der Fettverdauung eine große Rolle spielt. Vor allem Übergewichtigen fehlt Taurin häufig. Der Körper kann Taurin selbst herstellen, dafür braucht er aber ausreichend von der Aminosäure Methionin.

*Effektives Aufputschmittel*

▶ Taurin selbst steckt in: Krabben, Muscheln, Fleisch und Leber.

### Noradrenalin verheizt Fett

Wenn Sie unter großem Streß Höchstleistungen vollbringen: Das sind die Momente, in denen sie Unmengen Fett verbrennen. Dann schüttet die Nebenniere Noradrenalin – unser positives Stresshormon – in die Blutbahn. Es dringt zur Fettzelle und saugt Fett ab für die Energie, die Körper und Geist in diesem Augenblick dringend brauchen.

*Noradrenalin verwandelt Fett in Energieschübe*

▶ Damit Sie ausreichend von dem Anti-Polster-Hormon Noradrenalin produzieren können, brauchen Sie nur genügend Eiweiß.

# Super-Fatburner: Vitalstoffe

Vitalstoffmangel macht dick. Sie fragen sich vielleicht, wie das sein kann. Wie kann etwas, das nicht vorhanden ist, sich in Polster-Masse niederschlagen? Ganz einfach: Ihr Körper ist intelligent. Wenn ihm ein Stoff fehlt, quält er Sie mit Appetit: Sie essen. Ist in dem, was Sie essen, der Stoff, den der Körper braucht, gibt er Ruhe. Wenn nicht, dann quält er Sie eben weiter mit Appetit. Das ist wirklich so!

*Auch »zu wenig« kann dick machen*

## Arbeitsteilung im Fettstoffwechsel

Fettstoffwechsel heißt: Transport der Fettmoleküle aus den Energie-Tanks der Hüften hin zu den Muskelzellen. Dort werden sie eingeschleust in die *Mitochondrien*, die Kraftwerke der Zellen, die Fett verheizen. All das braucht Vitalstoffe. Vitamine, Mineralstoffe und Spurenelemente sorgen dafür, daß Nahrungsfett in den Brennöfen der Zellen zu Energie verheizt wird.

*Wenn Vitalstoffe fehlen, bleibt das Fett, wo es ist*

Wenn wir die Fatburner nicht mit der Nahrung aufnehmen, dann bleibt das Fett dort liegen, wo Sie es nicht haben wollen – auf Hüfte und Po. Sie nehmen also nicht nur zu, weil Sie Appetit haben, sondern auch, weil das Fett aus den Speckpolstern gar nicht angetastet werden kann, wenn Ihnen die wichtigen Vitalstoffe fehlen.

## Vitamin C – das aktivste Schlank-Vitamin

Vitamin C wappnet die Abwehrkräfte und macht *freie Radikale* unschädlich. Diese zerstörerischen Sauerstoffmoleküle entstehen Sekunde für Sekunde in unserem Stoffwechsel. Noch mehr freie Radikale dringen über Umweltgifte und UV-Strahlen von außen auf uns ein. Sie sind der Grund, warum Organe, Nerven, Haut – ja der ganze Mensch – altern.

*Vitamin C hält die Zellen jung*

Vitamin C's zweite wichtige Aufgabe im Körper ist die Überwachung der Produktion von Hormonen, die uns glücklich machen und agil. Wenn Sie kreativ eine Aufgabe lösen, fröhlich über die Wiese hüpfen oder unbändigen Tatendrang verspüren: Vitamin C kurbelt Sie an.

## Vitamin C – das aktivste Schlank-Vitamin

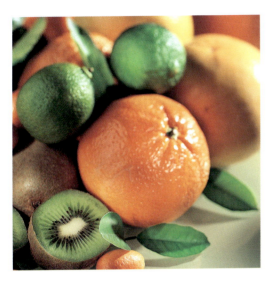

### Nichts geht ohne Vitamin C

Um Fett abzubauen, verpraßt der Körper Vitamin C regelrecht. Ist nicht genug von dem sauren Leibwächter vorhanden, dann bleibt man dick.

Der Körper kann dann zum Beispiel kein Noradrenalin produzieren. Sie wissen, das Hormon, das Fett aus den Fettzellen abzieht, um ganz schnell Energie zu gewinnen. Auch bei der Produktion von Karnitin, dem Stoff, der die Fettmoleküle aus dem Blut in die Zellbrennöfchen transportiert, mischt Vitamin C mit.

*Ohne Vitamin C kein Fettabbau*

Und Vitamin C macht noch auf eine weitere Art schlank: Es stärkt und vernetzt das Bindegewebe und glättet die Haut.
Übergewichtige Menschen haben häufig viel zu wenig Vitamin C im Blut. Da Vitamin C jede Zelle schützen muß, verbraucht ein Mensch, der viele Zellen zu ernähren hat, auch viel mehr Vitamin C.

*Davon können Sie gar nicht genug bekommen: Vitamin C, am besten mit viel Fruchtfleisch – das erhöht noch die Wirkung.*

### Mit wieviel Vitamin C schmilzt das Fett?

Ernährungswissenschaftler empfehlen: 500 mg bis 3 Gramm pro Tag. Der Nobelpreisträger und Vitamin-Papst Linus Pauling nahm täglich sogar 10 Gramm zu sich. Wenn Sie abnehmen wollen, dann kann 1 Gramm Vitamin C nicht schaden.
Hilfreich ist – neben viel Obst und Gemüse – Ascorbinsäure-Pulver aus der Apotheke. Aber Vorsicht: Wenn Sie zu viel auf einmal nehmen, spült es die Niere wieder aus. Wichtig ist, daß Sie das Schlank-Vitamin über den ganzen Tag hinweg regelmäßig zuführen.

*Schlank-Dosis: 1 g Vitamin C pro Tag*

▶ **Schlank-Tip 1:** Essen Sie täglich frisches Obst und Gemüse – so häufig wie möglich roh. Reich an Vitamin C: Kiwi, Orangen, Zitronen, Himbeeren, Grapefruit, Kohl, Erbsen, Spargel, Äpfel.

▶ **Schlank-Tip 2:** Pressen Sie Zitronen in Ihr Mineralwasser – mit viel Fruchtfleisch. Denn die darin enthaltenen Flavonoide verstärken die Wirkung von Vitamin C auf das 20fache!

## Kalzium stärkt Knochen und baut Fett ab

Kalzium sorgt für stabile Knochen. Wer täglich Joghurt, Quark und Käse ißt, beugt Osteoporose (Knochenschwund) im Alter vor. Kalzium ist aber auch ein potenter Fatburner: Es heizt die Aktivität der Verdauungsenzyme an und entwässert den Körper. Wenn Kalzium fehlt, nützt auch die beste Diät nichts, Sie nehmen eher zu als ab. Wichtig: Manche Menschen vertragen keine Milchprodukte – sie brauchen Kalzium aus der Apotheke.

*1 g Kalzium täglich, sonst nehmen Sie nicht ab*

▶ Kalzium steckt in Milch und Milchprodukten, grünblättrigem Gemüse (Mangold, Brokkoli, Kohl) und Hülsenfrüchten.

## Magnesium futtert Fett weg

*Super-Schlank-Kombi: In Sushis stecken viel Jod aus den Algen und viel Eiweiß aus den Meeresfrüchten, aber kaum Kalorien.*

Magnesium ist der effektivste Schlank-Macher unter den Mineralstoffen. Magnesium ist zuständig für körperliche und geistige Leistungskraft, für funktionierende Nerven und Muskeln. Wenn es fehlt, sind Sie nervös, können sich nicht konzentrieren, leiden unter Muskelkrämpfen und sind ständig müde.

Magnesium organisiert die Sauerstoffversorgung der Zellen und damit die Fettverbrennung. Sie erinnern sich: Ohne Sauerstoff verbrennt kein Gramm Fett. Viele Menschen leiden hierzulande unter Magnesium-Mangel, denn die Böden sind, bedingt durch übermäßige Düngung, arm an Magnesium. Magnesium steckt in der Schale vom Korn – darum macht Vollkorn vital und schlank und Weißmehl schlapp und dick. Sie brauchen etwa 300 bis 400 mg täglich.

▶ Schlank-Macher mit Magnesium: Vollkorn, dunkelgrünes Blattgemüse, Sojasprossen, Hülsenfrüchte – und Bitterschokolade.

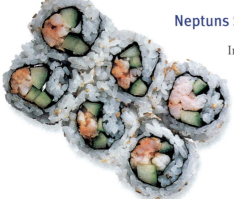

## Neptuns Schlank-Tip: Sushi essen

In Algen steckt tausendmal mehr Jod als in jedem anderen Lebensmittel. Und Jod ist Treibstoff für unseren Stoffwechselmotor, die Schilddrüse. Sie braucht Jod für die Bildung ihrer Hormone, die uns mit Energie aufladen und Fett verbrennen. Fehlt Jod, bremst das alle Körperfunktionen, der Stoffwechsel läuft auf

Sparflamme. Da Deutschland Jodmangel-Gebiet ist und Sie täglich 200 µg Jod brauchen, verwenden Sie am besten jodiertes Speisesalz.
▶ Essen Sie viel Fisch und Schalentiere und genießen Sie – wie es clevere Models tun – Neptuns Schlank-Mittel: Meeresalgen à la Sushi.

## Chrom mischt mit im Fettstoffwechsel

50 Prozent der Amerikaner leiden unter Chrom-Mangel – die dicke Hälfte. Das lebenswichtige Spurenelement mixt mit im Zuckerstoffwechsel, bei der Eiweiß- und Fettverwertung. Die Wissenschaftler streiten noch, ob man Chrom-Präparate einnehmen sollte, denn zuviel kann mehr schaden als nützen.

*Lebenswichtig sind 50–200 µg täglich*

▶ Beziehen Sie Chrom aus natürlichen Quellen: Vollkorngetreide, Weizenkeime, Pflaumen, Brokkoli, Nüsse, Leber, Käse.

> **TIP!**
> ### Schlank wird & bleibt, wer alle Vitalstoffe hat
>
> Sie brauchen für einen reibungslos funktionierenden Stoffwechsel alle 13 Vitamine (die fettlöslichen A, D, E, K, das wasserlösliche Vitamin C und die Gruppe der B-Vitamine), alle Mineralstoffe (wie Natrium, Kalium, Kalzium, Phosphor, Magnesium, Chlor) und Spurenelemente (wie Eisen, Jod, Kobalt, Kupfer, Mangan, Molybdän, Zink, Chrom, Selen, Bor).
> Wie kommt man da dran? Wer …
>
> *Ernähren Sie sich von frischen Lebensmitteln und Sie brauchen keine Vitaminpillen*
>
> - täglich viel Obst und Gemüse ißt – auch als Rohkost
> - tierisches Fett reduziert zugunsten von gutem Pflanzenöl
> - Milchprodukte verträgt
> - häufig Fisch auf seinen Speiseplan setzt
> - Fertigprodukte meidet und Vollkornprodukte wählt
> - eine gute Quelle für frische Ware hat
> - seinem Metzger vertraut
> - auf die Kantine nicht angewiesen ist
> - Schnell-Imbiß haßt
> - vitaminschonend kocht, und zwar
> - Produkte der Saison, aus der Region
>
> … der erleidet auch keinen Vitalstoffmangel. Alle anderen sollten sich von ihrem Arzt gute Vitamin- und Mineralstoff-Präparate empfehlen lassen.

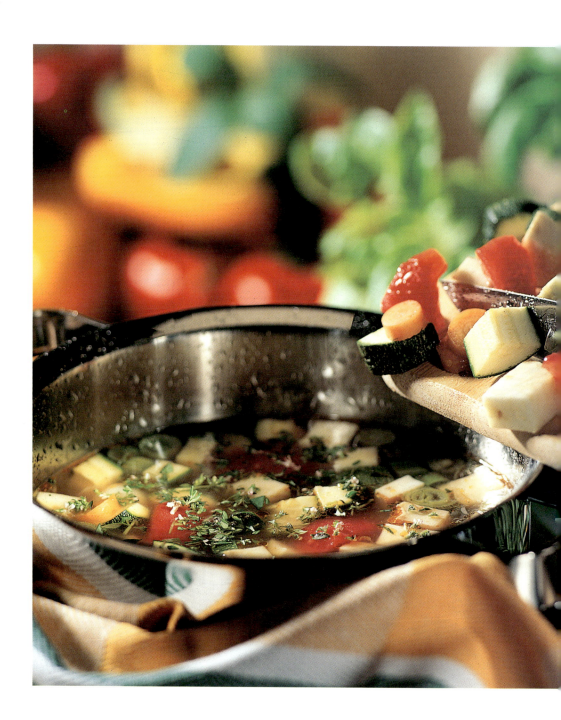

PRAXIS
51

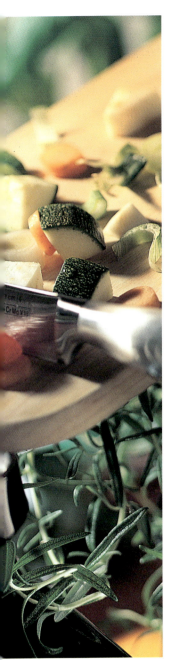

# Schlemmen Sie sich schlank

Nun kommen wir zur Praxis. Auf den folgenden Seiten finden Sie »Fatburner von A bis Z« – also solche Lebensmittel, die schlank machen, während Sie sie essen.

Sie erfahren, welches Obst und Gemüse beim Schmelzen der Pfunde mitarbeitet, wie Sie Beilagen klug auswählen und welche Getränke das Dickmacher-Hormon Insulin gar nicht erst hervorlocken.

Und auf Seite 72 startet unsere Fatburner-Wohlfühl-Diät. Sie verlieren in zehn Tagen fünf Kilos und springen damit gleich hinein in Ihr neues, schlankes, fröhliches und aktives Leben.

# Fatburner von A bis Z

## Eine Ode an das Obst

An Obst können Sie gar nicht genug kriegen! Essen Sie sich daran satt. Denn Obst liefert Vital- und Ballaststoffe en masse und hat selbst kaum Kalorien.

### Apfel: Medizinbällchen

*An apple a day keeps the doctor away* – und die Pfunde, müßte die alte Volksweisheit ergänzt werden. Der König der Früchte hält den Blutzuckerspiegel stabil und das Dickmacher-Hormon Insulin in seinen Schranken. Er sorgt so für ausreichend Gehirnfutter (Glukose) und hält lange satt. Sein hoher Gehalt am Schlankstoff Pektin (löslicher Ballaststoff) wirkt positiv auf den Fettstoffwechsel. Täglich 2 Äpfel senken den Cholesterinspiegel und stärken das Immunsystem. Als weitere Fatburner liefert er Vitamin C, Kalium und Magnesium.
▶ **Für Abnehmer gilt:** Nimm zwei – Minimum.

*Äpfel entschlacken und sind die reine Medizin. Für Frucht und Saft gilt: je saurer, desto besser.*

### Aprikose: Forever-Young-Frucht

Die Völker im Himalaja leben im Schnitt zehn Jahre länger als Mitteleuropäer. Ein Grund: Sie essen viele Aprikosen – Früchte mit einem besonders hohen Gehalt an Karotinoiden. Das sind die Pflanzenfarbstoffe, die freie Radikale unschädlich machen und so Gefäße, Herz und Gehirn schützen. Zum Fatburner wird die Aprikose durch ihr Schönheitsvitamin Pantothensäure, das Vitalität schenkt und den Fettabbau ankurbelt. Und durch ihren hohen Anteil an Eisen, das Sauerstoff in die Zellen schleppt und so den Fettabbau erst möglich macht. Ihre Kieselsäure stärkt das Bindegewebe, strafft also die Haut. Ihr Kalium entwässert.
▶ **Schlankdosis:** 6 Stück pro Tag – in der Saison von Mai bis August.

*Aprikosen halten jung und machen schön – was wollen Sie mehr?*

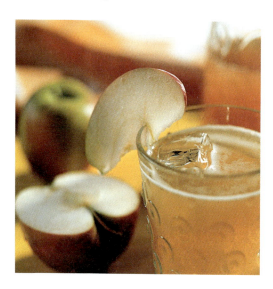

## PRAXIS
### Eine Ode an das Obst

## Avocado: die dicke Schlankmacherin

Man mag es kaum glauben, aber die fetthaltigste Frucht, die die Natur kennt, hilft wirklich beim Abnehmen. Sie enthält die wertvollen ungesättigten Fettsäuren, die, lebenswichtig wie Vitamine, die Haut ölen, Zellwände schmieren und Nerven stärken. Sie liefert also edelstes Fett und wertvolles Eiweiß. Ihr wahrer Zauberstoff aber heißt *Mannoheptulose,* ein einzigartiges Kohlenhydrat, das den Blutzuckerspiegel senken kann. Das Dickmacher-Hormon Insulin bleibt im Kämmerchen, Fettpölsterchen werden weggeschmolzen. Und das Gehirn hat ausreichend Glukose: Sie fühlen sich vital, konzentriert, wach. Das Vitamin E der Avocado schützt das Herz. Ihre B-Vitamine polstern das Nervenkostüm.

▶ **Besser als jede Schlankdiät:** Avocado mit Kräutern und Zitronensaft.

*Das Motto der Avocado: Fett macht schlank*

## Beeren: Schlankpillen der Natur

Beeren liefern Vitalstoffe in Mengen und haben selbst kaum Kalorien. An Beeren können Sie sich satt essen, und gleichzeitig wird Gewicht abgebaut. Alle Beeren enthalten viel Vitamin C. Und das kurbelt, wie Sie wissen, die Fettverbrennung an und kräftigt das Immunsystem. Ihre Flavonoide (Farbstoffe) verstärken dabei die Wirkung von Vitamin C noch mal auf das 20fache! Die Pflanzenstoffe entschlacken den Körper von Giften, schwemmen Wasser aus, stärken das Bindegewebe und glätten so Cellulite.

▶ **Faustregel:** Je kräftiger die Farbe, desto mehr Pflanzenfarbstoffe, desto heilkräftiger die Beere.

● Die **Erdbeere** ist ein echter Fatburner, weil sie mehr Mangan liefert als jedes andere Obst. Dieses Spurenelement braucht die Schilddrüse, um ihre schlankmachenden Stoffwechselhormone zu produzieren. Zudem entschlackt sie den Körper mit Kalium. Ihre Gerbstoffe (Katechine) töten Bakterien und hemmen Entzündungen. Erdbeeren sind – reich an Folsäure und hautschützenden Anthozyanen (rote Farbstoffe) – ein wahres Schönheitselixier und ein wirkungsvolles Aphrodisiakum.

● **Johannisbeeren:** Schon wenn Sie an die roten Beeren denken, zieht sich Ihr Mund zusammen und Sie wissen: Das ist der Star unter den Vitamin-C-Lieferanten. Keine andere Beere ist ein so

*Haben Sie Lust auf Erdbeeren? Essen Sie sie zur Erdbeerzeit in allen Variationen, es lohnt sich.*

# PRAXIS
## Fatburner von A bis Z

wertvoller Fatburner. Binnen 1½ Stunden regt sie den Zellstoffwechsel meßbar an. Ihr Kalium entwässert, ihre Pantothensäure pflegt Haut und Haar, und ihr Magnesium und Mangan fördern ebenfalls den Fettabbau.

● Lassen Sie sich auch die anderen Beeren nicht entgehen, jede von ihnen hat ihre zusätzliche Besonderheit: **Brombeeren** kräftigen das Bindegewebe, beugen Venenleiden und Krampfadern vor. **Heidelbeeren** enthalten eine ganze Apotheke an bioaktiven Wirkstoffen. Sie beugen Krebs vor und stärken das Immunsystem. **Himbeeren** sind kleine Schönheitspillen. Ihr Vitamin A schützt Haut, Haar und Fingernägel.

## Birnen: Bor macht agil

Birnen halten schlank, weil ihre Wirkstoffe die Verdauung anregen und den Körper von überflüssigem Wasser befreien. Sie entschlacken den Darm und entgiften den ganzen Organismus von Blei, Quecksilber, Kadmium. Und Birnen liefern Bor. Das macht schlank, weil es den Testosteronspiegel im Blut anhebt. Das männliche Hormon, das für Dynamik und Power sorgt – auch im Blut von Frauen. Andere Bor-Quellen sind: Datteln, Weintrauben, Rosinen, Pfirsiche.

## Exoten füllen Vitamin-Löcher

Exoten sind aus unserem Obstloch im Winter nicht mehr wegzudenken. Sie enthalten allesamt viele Vitamine und Mineralien. Da ihre Vitalstoffe meist in eine dicke Schale eingepackt sind, überstehen sie auch längere Transportwege. Und: Exoten liefern jede Menge Enzyme, die die Fettverbrennung anregen.

● **Ananas:** Die süßsaure Exotin enthält im Strunk das Enzym *Bromelin*. Das kurbelt nicht, wie so oft behauptet, die Fettschmelze in den Zellen an. Aber dafür schneidet Bromelin die großen Eiweißmoleküle klein, so daß sie der Zelle leichter zugänglich sind. Und Eiweiß ist bekanntlich ein wirkungsvoller Fatburner. Essen Sie deshalb das etwas harte Mittelstück mit. Ananas liefert zudem Kalium, Magnesium, Eisen, Jod und Zink – alles Mineralien, die sich positiv auf den Fettstoffwechsel auswirken. Leider hat sie einen hohen GLYX, also: nicht mit Sahne genießen!

● **Mango:** Keine Frucht enthält soviel vom Zellschutz-Vitamin Beta-Karotin wie Mango. Diese

*Birnen regen – frisch oder als Trockenfrüchte – nicht nur die Verdauung an. Sie liefern dazu noch männliche Power – auch für Frauen!*

*Exotische Früchte enthalten besonders viele Enzyme*

# Eine Ode an das Obst

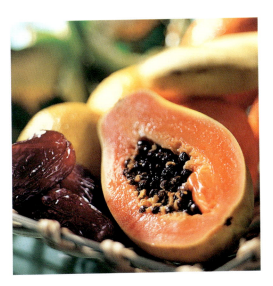

Ihr Enzym-Cocktail macht die Papaya zur idealen Schlankfrucht: Genießen Sie sie zum Frühstück oder in knackigen Salaten.

Exotin schützt jede Körperzelle mit den drei Antioxidanzien Vitamin A, E und C. Sie entstreßt die Nerven mit einer Reihe von B-Vitaminen, ihre Pantothensäure hilft Fett wegschmelzen, und ihr Vitamin $B_6$ mixt im Eiweißstoffwechsel mit, fördert also den Muskelaufbau. Ihr Kalium entwässert, ihr Mangan entfettet. Und: Ihr Fruchtfleisch fördert die Verdauung.

● **Papaya:** Auch diese Exotin liefert natürlich viele Vitamine und Mineralien, doch was viel wichtiger ist: Sie ist die Königin der Enzyme. Und die kommen unserem Stoffwechsel als echte Fatburner zugute. Sie spalten nämlich Eiweiß auf, sorgen dafür, daß es auch am Wirkort, der Zelle, ankommt und dort den Fettabbau ankurbeln kann. Menschen mit schlechter Eiweißverdauung hilft eine Papaya-Kur.

▶ **Schlank-Tip für den Winter:** Essen Sie täglich eine Exotin, wechseln Sie immer wieder ab.

## Feigen für Süßschnäbel

Die älteste Heilfrucht des Orients wartet nicht nur mit einer Vielzahl von Mineralstoffen und Vitaminen auf. Als kleiner Snack liefert sie für Stunden Kohlenhydrate fürs Gehirn, hält aber mit ihren Ballaststoffen lange satt und mit ihrem Enzym *Ficin* den Darm in Schwung.

▶ **Süß-Tip:** Bei Heißhunger auf Süßes ist die Feige eine schlanke Alternative.

4 Feigen in einem Glas Wasser lösen jedes Verdauungsproblem

## Kirschen: doppelt gut

Kirschen neutralisieren Fette schon im Darm, so daß diese gar nicht erst ins Blut dringen können. Aber auch sonst sind Kirschen wertvolle Diät-Freunde: Ihre Mineralstoffe (Kalium, Eisen, Kalzium), Vitamine (C, Folsäure) und Pflanzenfarbstoffe (Anthozyane) entschlacken, entgiften, kurbeln die Bildung von Blut und Bindegewebe an, hemmen Entzündungen, stärken Abwehrkräfte und Knochen. Eine Kirschkur verjüngt und macht die Haut geschmeidig und rein.

Kirschen entschlacken und straffen die Haut

## Fit mit Kiwi

Die grüne Vitamin-C-Bombe aus Neuseeland ist die ideale Fitness-Frucht. Zusammen mit Magnesium beschleunigt ihr Vitamin C den Stoffwechsel und regt die Produktion von Schlank-Hormonen an. Ihr Kalzium stärkt Knochen und Nerven, ihr Kalium entwässert und kräftigt das Herz, ihr Eisen erhöht den Sauerstofftransport zu den Zellen. Ihre *Proleolytsäure* baut Cholesterin ab und läßt das Blut besser fließen.
▶ **Fitness-Tip:** Täglich eine Kiwi.

## Pflaumen: die Abnehmer

Schon immer ist bekannt: Pflaumen führen ab. Nun stellten Forscher fest: Getrocknete Pflaumen sind das potenteste Anti-Krebsmittel unter den Früchten! Ihre Ballaststoffe binden im Darm überflüssiges Fett, so daß es gar nicht erst auf den Hüften landet. Sie entwässern, ihre vielen B-Vitamine sorgen für gute Nerven, wappnen gegen Streß und machen gute Laune.
▶ **Fazit:** Pflaumen sind das ideale Obst zum Abnehmen.

*Pflaumen sind Turbo für die Verdauung*

## Zitrusfrüchte: sauer macht schlank

Sie sind die Super-Fatburner unter den Früchten. Grund: Sie liefern nicht nur den Fettfresser Vitamin C, sondern auch jede Menge Flavonoide. Diese Pflanzenstoffe verstärken die Wirkung des Vitamin C um ein Vielfaches! Die Super-Kombi wappnet nicht nur Ihr Immunsystem, sondern sorgt auch dafür, daß Eiweiß (Muskelaufbau), Eisen (Sauerstofftransporter) und Kalzium (Knochenstärker) besser aus dem Essen aufgenommen werden. Wichtig: Die meisten Flavonoide stecken in der weißen Schale. Schälen Sie also nicht zu genau.
▶ **3 gute Tips:** Trinken Sie vor jedem Essen ein Glas Grapefruit- oder Orangensaft.
Beträufeln Sie Fisch oder Fleisch immer mit Zitrone.
Pressen Sie täglich 4 Zitronen in 2 Liter Mineralwasser.

*Vitamin C hält die Zellen jung*

*Zitrusfrüchte sollten in Ihrer Küche immer zur Hand sein: Durch sie werden Eiweiß und Mineralien viel besser aufgenommen und die Pfunde schwinden.*

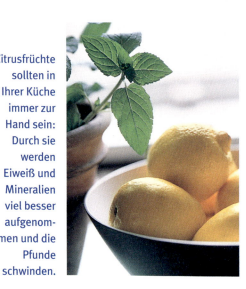

## Gemüse – Quelle alles Guten

In Mitteleuropa essen wir 80 Kilo Gemüse pro Jahr – doch nur halb soviel wie die Menschen am Mittelmeer. Sie leiden deshalb seltener an Krebs, und auch die Herzinfarktrate ist viel niedriger. Gemüse enthält, was wir brauchen:

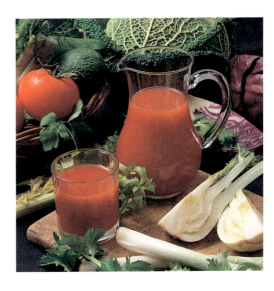

- **Ballaststoffe:** Die Pflanzenfasern machen satt, quellen im Darm auf, bringen die Verdauung in Schwung und schleppen Giftstoffe mit nach draußen.
- **Ätherische Öle** kurbeln Verdauung und Stoffwechsel an, entgiften, stärken die Abwehrkräfte.
- **Chlorophyll**, das Blattgrün, hilft Körperzellen reparieren, entgiftet den Körper, senkt den Blutdruck, unterstützt die Blutbildung, peppt die Abwehrkräfte auf und beugt Krebs vor.
- **Sekundäre Pflanzeninhaltsstoffe:** Pflanzen produzieren Schutz- und Heilstoffe, um sich selbst gegen Schädlinge zu schützen, zum Beispiel Flavonoide, Karotinoide, Phytosterine, Saponine. Der Mensch profitiert von der »Naturmedizin«. Wir kennen mittlerweile 10 000 verschiedene pflanzliche Wirkstoffe, die Bakterien töten, vor Krebs schützen, Entzündungen hemmen, die Zellen gegen freie Radikale wappnen, die Abwehrkräfte stärken.

*Gemüse ist die ideale Ernährung: reich an Inhaltsstoffen, arm an Kalorien*

- **Vitalstoffe:** Gemüse hat kaum Kalorien, liefert aber alle Vitamine und Mineralien, die Sie brauchen – natürlich auch die für die Fettverbrennung, die Fatburner!

### Gemüse-Tips:

▶ Von den Allheilmitteln sollten Sie am besten täglich drei Portionen essen! In unserem ABC können wir nicht alle Sorten vorstellen – aber gehen Sie davon aus: Jedes Gemüse ist gesund!

▶ Wechseln Sie in den Farben: Rot liefert andere wertvolle sekundäre Pflanzeninhaltsstoffe als Grün oder Gelb. Je kräftiger die Farbe, desto mehr Inhaltsstoffe.

▶ Kombinieren Sie am besten eine Sorte, die unter der Erde wächst (z.B. Möhren), mit etwas,

*Gemüse liefert alle Vitalstoffe, die Sie zum Abnehmen und Gesundbleiben brauchen. Essen Sie so oft wie möglich große Portionen!*

was auf der Erde wächst (z.B. Blattsalat), und dem, was über der Erde wächst (z.B. Tomaten).

▶ Vitamin-Garantie: Wählen Sie Gemüse der Saison und der Region. Frisch kaufen, schnell zubereiten, nicht zu klein schneiden, nicht lange wässern, schonend garen. Übrigens: Auch Tiefkühlgemüse enthält viele Vitamine.

*Kombinieren Sie Farben und Sorten*

## Algen: Neptuns Slim-Tip

Algen haben alle Heilkräfte des Meeres in sich. Darum sind sie in den USA der Gesundheits-Hit. Sie helfen gegen Übergewicht und Streß, sie schützen vor Herzinfarkt und Krebs. Keine Pflanze ist so reich an Vitalstoffen: Algen enthalten so gut wie alle Vitamine, dazu 41 Mineralstoffe und Spurenelemente – vor allem den Fatburner Jod. Leider bekommen Sie Algen nur selten frisch.

▶ Tip: Die getrockneten Algen (in Asien-Läden) sind auch einen Koch-Versuch wert (Seite 48).

*Artischocken sind ideal als Vorspeise: Sie regen die Gallensäfte an und fördern die Verdauung.*

## Artischocken: Super-Verdauungshelfer

Der Artischocken-Wirkstoff *Cynarin* hilft beim Entschlacken. Er wirkt harntreibend und kurbelt die Verdauung an: Turbo für Ihren Fettstoffwechsel. Nebenbei hält er die Gefäße jung, senkt den Cholesterinspiegel im Blut, beugt also Arteriosklerose vor.

## Brokkoli: starker Helfer

Brokkoli gehört zu den Stars unter den Krebsvorbeugern. Denn das dunkelgrüne Gewächs ist randvoll mit Antioxidanzien, jenen Stoffen, die zellzerstörende freie Radikale abfangen. Als Gemüse aus der Kreuzblütler-Familie bietet er *Indole* und *Glukosinolate*, die die Immunabwehr stärken. Studien zeigen: Diese Wirkstoffe können Zellschäden sogar reparieren. Mit seinem Vitamin B stärkt Brokkoli die Nerven. Und einen echten Fatburner machen das viele Vitamin C und sein Kalzium aus ihm.

▶ Tip: Aus der gleichen Familie sind Blumenkohl und Rosenkohl.

*Brokkoli schützt Ihre Zellen vor freien Radikalen*

## Fatburner-King: Chicorée

Bitter zum Gaumen, süß zur Gesundheit, unerbittlich gegen die Fettzellen. Sein Bitterstoff *Intybin* kurbelt Verdauung und Stoffwechsel an. Auch sein Vitamin C, Kalzium, Magnesium, Eisen und Kalium sorgen dafür, daß sich die Fettzellen dünnmachen.

▶ Tip: Weitere kalorienarme Fatburner sind Feldsalat, Eisbergsalat, Radicchio, Löwenzahn.

## Gemüse – Quelle alles Guten

Bohnen, Erbsen, Linsen und ihre Verwandten sind die wichtigsten pflanzlichen Eiweißquellen.

### Chili heizt den Fettzellen ein

Die heftige Schärfe auf der Zunge sendet dem Gehirn die Botschaft: *Au! Tut weh!* Das Gehirn schüttet Endorphine aus, die Schmerzen dämpfen und fröhlich stimmen. Gute Laune wiederum macht agil – und schlank. Zudem heizt die Schärfe auch den Fettzellen ein. Übrigens: Scharfe Genüsse erleichtern Asthmatikern augenblicklich das Atmen. Vorteil: keine Nebenwirkungen.
▶ **Schlank-Tip:** Würzen Sie öfters mit kleinen Chili-Schoten.

### Hülsenfrüchte: ja bitte

Hülsenfrüchte enthalten jede Menge Ballaststoffe und pflanzliches Eiweiß und stehen deshalb ganz oben auf der Hitliste der Fatburner. Auch ihr Schatz an Mineralien und Vitaminen trägt zur effektiven Fettschmelze bei. Bohnen zum Beispiel enthalten *Glukokinine*. Diese Stoffe wirken wie Insulin, senken den Blutzucker und helfen so beim Fettabbau.
▶ **Schlank-Tip:** Essen Sie häufig grüne Bohnen, weiße Bohnen, Kidney-Bohnen, Linsen, Erbsen, Kichererbsen.

### Kohl macht munter

Alle Kohlarten liefern etwas Eiweiß, wenig Kohlenhydrate und kaum Kalorien. Aber sein Vitamin A schützt die Haut, seine B-Vitamine polstern die Nerven und seine Super-Portion an Vitamin C *ent*polstert die Hüften. Dabei helfen: Magnesium, Kalzium, Eisen, Jod, Zink. Sein hoher Gehalt an Kalium entschlackt. Senföle und Farbstoffe wirken antibiotisch, beugen Krebs vor und senken den Cholesterinspiegel.
▶ **Tip:** Wechseln Sie ab zwischen Weißkohl (Sauerkraut), Rotkohl, Wirsing, Chinakohl, Grünkohl, Kohlrabi.

Alle Kohlsorten sind voller Vitamine und Mineralien

### Karotten: Knabbern mit Stil

Die roten Möhren haben zwar einen höheren GLYX – aber vor allem dann, wenn man sie kocht. Als Rohkost gehören sie wegen ihres hohen Gehalts an darmpflegenden Pektinen und des Hautschutz-Vitamins A auf den

Schlank-Teller. Wichtig: Immer mit etwas Olivenöl genießen, damit das Vitamin A auch zur Körperzelle transportiert wird.
▶ **Schlank-Tip:** Beim Fernsehen Karotten knabbern statt Chips.

## Zaubern mit Kräutern

Kräuter verzaubern Gerichte, sind gesund, beruhigen und entspannen oder regen an – und halten schlank. Ihre Biostoffe bringen den Stoffwechsel in Schwung und unterstützen die Verdauung. Ziehen Sie sich Kräuter am Fensterbrett und geben Sie sie erst zum Schluß frisch über das Essen. Durchs Kochen verdampfen sonst die ätherischen Öle und der Fatburner Vitamin C.
**Basilikum** stärkt den Magen und beruhigt. **Bohnenkraut** hilft gegen Bakterien, reinigt die Haut. **Borretsch** macht fröhlich und schön. **Brunnenkresse** fördert die Verdauung und stärkt das Immunsystem. **Dill** reinigt den Körper und lockt das Sandmännchen. **Estragon** entwässert und wirkt als Anti-Depressivum. **Kerbel** weckt Frühjahrsmüde auf, **Majoran** und **Oregano** stärken die Nerven. **Petersilie** aktiviert den Stoffwechsel. **Salbei** fördert die Fettverdauung. **Schnittlauch** entwässert und desinfiziert von innen. **Thymian** kräftigt den Darm und löst Krämpfe.

*Frische Kräuter nicht mitkochen*

## Lauch: Schlank-Stange I

Mit Lauch bekommen Sie stangenweise Vitamin C, Eisen, Magnesium und Kalzium – lauter Fatburner. Seine Senföle fördern die Verdauung und entwässern. Lauch senkt den Blutzuckerspiegel, fördert die Fettverbrennung.
▶ **Schlank-Tip:** Als Rohkost in den Salat, für viel Vitamin C.

*Statt Zwiebeln roh in den Salat schnippeln*

## Spargel: Schlank-Stange II

Die leckere Stange hat netterweise nur 15 kcal/100 g. Das *Asparagin* des Spargels regt die Niere an, zu entwässern. Weitere Fatburner-Faktoren: viele Ballaststoffe, Vitamin C, Eisen, Kalzium, Jod.
▶ **Schlank-Tip:** Spargel satt in den Monaten April bis Juni.

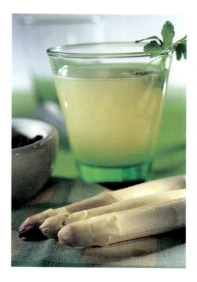

*So gesund und (fast) null Kalorien: Schlemmen Sie mit Spargelgemüse oder trinken Sie nur den Spargelsaft zum Entwässern und Entgiften.*

## Sellerie: Schlank-Stange III

Egal ob dicke Knolle oder schlanke Stange, die Wirkstoffe des Sellerie (Bitterstoffe, pflanzliche Hormone, ätherische Öle) regen Verdauung und Stoffwechsel an und treiben überschüssiges Wasser aus dem Körper. Naturärzte verschreiben ihn zum Beispiel bei Fettsucht, Verdauungsbeschwerden, Diabetes.
▶ **Schlank-Tip:** Selleriestangen mit Quark-Dip als Vorspeise.

## Tomate: Frucht der Optimisten

*Gute-Laune-Frühstück mit einem Tomatenbrot*

Die roten Paradiesfrüchte sind in der letzten Zeit viel in den Schlagzeilen: als Anti-Krebsmittel durch ihr *Lycopin*, als Arznei für Herz und Nieren, gegen Gicht und Rheuma. Die Tomate ist aber auch ein echter Fatburner. Sie ist kalorienarm und entwässert mit ihrem Kalium. Sie ist außerdem reich an den Fatburnern Magnesium, Kalzium, Eisen, Zink. Ihre sekundären Pflanzeninhaltsstoffe regen die Verdauung an und putzen den Darm durch.
Und nicht zu vergessen: Tomaten machen gute Laune.
▶ **Schlank-Tip:** Morgens ein Tomatenbrot macht munter, wappnet gegen Streß, stimmt optimistisch für den Tag.

## Rettich & Radieschen

Rettich ist ein wahrer Fatburner. Er strotzt vor Kalzium, Vitamin C, Kalium, Magnesium, Eisen und Enzymen. Seine ätherischen Öle kräftigen alle Schleimhäute, regen die Verdauung an und schwemmen Wasser aus dem Körper. Das gleiche gilt für sein kleines rotes Schwesterchen.
▶ **Schlank-Tip:** Schnippeln Sie viel Rettich und Radieschen in Ihren Fatburner-Salat.

## Zwiebel: Tränen der Freude

Kein Fatburner-Tag sollte ohne sie vergehen! Die Königin unter den Gemüsen senkt nämlich den Blutzuckerspiegel und kurbelt die Fettschmelze an. Zudem schützt sie das Herz, fördert die Verdauung, heilt den Darm, entgiftet den Körper, hilft gegen Entzündungen, beruhigt die Nerven und klart die Gedanken auf.
Ihre Entschlackungskünste beruhen auf: Kalium, Kalzium, Eisen, Jod, Selen und äußerst heilsamen ätherischen Ölen. Das gleiche gilt übrigens auch für Knoblauch.
▶ **Schlank-Tip:** Schnippeln Sie täglich eine große Zwiebel in den Salat.

*Schon bei den alten Römern galt die Zwiebel als äußeres und inneres Heilmittel und – als Aphrodisiakum.*

PRAXIS

Fatburner von A bis Z

## Figurwunder: Fisch & Meeresfrüchte

Fischöle putzen die Blutgefäße, bewahren vor Blutgerinnseln und Herzinfarkt, stärken die Nerven und pflegen die Haut. Wenn Sie viel Fisch essen, saugen sich Ihre Zellen voll mit Omega-3-Fettsäuren, die vor vielen chronischen Krankheiten schützen. Sie halten nämlich die *Prostaglandine* in Schach – die Stoffe im Körper, die Schmerzen auslösen, zu Entzündungen führen und die Blutplättchen verkleben.

*Machen Sie's mal wie in Japan: Fisch und Meerestiere auf Reis – eine optimale Eiweiß-Kohlenhydrat-Kombination.*

● **Warum ist Fisch ein Fatburner?**
Sein Eiweiß heizt die Fettverbrennung an. Zudem liefert er jede Menge Tyrosin, die Aminosäure, aus der der Körper die Schlank-

**TIP!**
Eskimos haben die gesündesten Herzen. Sie ernähren sich von Tiefseefischen, die viel Omega-3-Fettsäuren liefern. Dazu zählen: Lachs, Hering, Makrele, Seebarsch, Kabeljau, Lachsforelle und Thunfisch.

hormone Dopamin und Noradrenalin bastelt. Und kaum ein Lebensmittel (außer Algen) versorgt Sie so gut mit dem Stoffwechsel-Treibstoff Jod.

● **Wieviel und welchen Fisch?**
Fisch könnten Sie eigentlich fünfmal die Woche essen. Absolutes Minimum für Fisch-Kasper: 2 Portionen die Woche. Welche Sorte? Egal – jeder ist gesund: Lachs liefert viel Omega-3-Fettsäure, Makrelen enthalten jede Menge Tyrosin, Sardinen sind kleine Eiweißbömbchen, Kabeljau enthält so gut wie kein Fett und deckt mit einer Portion den Tagesbedarf an Jod. Jeder Speisefisch ist wertvoll für Sie – nur nicht paniert oder fritiert! Am besten gegrillt oder gedünstet, mit einer natürlichen Sauce aus Zitronensaft und Olivenöl.

*Fisch schwimmt auf der Schlank-Welle ganz oben*

● **Krusten- und Schalentiere sind Super-Fatburner**
Krebse, Garnelen, Hummer, Krabben, Muscheln und Austern: Sie versorgen uns mit viel Eiweiß, enthalten selbst wenig Fett. Zudem liefern Sie den gute-Laune-Boten und Wunderheiler Zink.

## Fleisch – weiß statt rot

Fleisch ist ein wertvoller Eiweiß- und Eisenlieferant und fällt somit auch unter die Rubrik Fatburner. Doch enthalten Rind-, Hammel- und Schweinefleisch viel schlechtes Fett und Purine. Deshalb sollten Sie rotes Fleisch seltener essen – und wenn, dann magere Filetstücke. Wählen Sie lieber weißes Fleisch: Kalb und Geflügel geizen mit Fett. Grundsätzlich gilt: Greifen Sie lieber zu Fisch als Fleisch. Und wenn Sie Fleisch essen, dann eine kleinere Portion. Ideal: 80 Gramm. Vorsicht im Restaurant: Geschmortes und Paniertes wird mit Weißmehl zubereitet – sein hoher GLYX sperrt das Fett aus dem Fleisch in den Fettzellen ein.

▶ **Schlank-Tip:** Gebraten oder gegrillt mit Gemüse oder Salat als Beilage schlägt sich Fleisch nicht auf den Hüften nieder.

*Gute Wahl: magere Filetstücke*

## Wurst – bitte wenig

Wurst enthält viel von den ungesunden, gesättigten Fettsäuren und oft jede Menge künstliche Zusatzstoffe – für die haben Sie kein genetisches Programm. Wenn schon Wurst dann achten Sie auf hohe Qualität. Erlaubt: roher Schinken ohne Speckrand, mageres Roastbeef, Putenschinken.

*Wenn Sie Ihrem Metzger vertrauen können*

## Beilagen – mit Köpfchen wählen

Die meisten Beilagen sind Kohlenhydrate mit hohem GLYX: Instant-Reis, Kartoffeln, Knödel, weißes Brot. Sie locken das Dickmacher-Hormon Insulin, das die Fettmoleküle aus dem Essen sofort in die Fett-Tanks des Körpers dirigiert und dort einsperrt. Die Alternativen sind Vollkornnudeln, Naturreis, Vollkornbrot und das freut Pasta-Fans: Nudeln al dente. Im Restaurant kombinieren Sie Ihren Fisch oder Ihr Fleisch am besten mit Gemüse oder Salat, die haben einen GLYX unter 15 – davon können Sie essen, soviel Sie wollen.

*Beilagen mit hohem GLYX nie zusammen mit Fett*

## Brot – aus vollem Korn

Auch wenn es Ihnen schwer fällt: Streichen Sie Weißmehl- und Mischbrote von Ihrem Speiseplan. Sie sind mit ihrem hohen

> **TIP!**
> Wenn Sie Ihr Gewicht halten wollen, sollten Sie Brot wenn möglich nicht zusammen mit Fett essen. Streichen Sie also lieber Magerquark unter die Marmelade (ohne Zucker). Wenn Sie als Hauptmahlzeit einen Salat oder Gemüse essen, können Sie mit etwas Vollkornbrot kombinieren.

# PRAXIS
## Fatburner von A bis Z

GLYX wahre Fetthorter. Empfehlenswert, weil sie den Insulinspiegel nicht so drastisch belasten: Brot aus geschrotetem Korn, Pumpernickel, Roggenbrot (Sauerteig), Pita. Auch Vollkorntoast können Sie essen – aber es ist zweite Wahl. Außerdem liefert das Getreide im Vollkornbrot viele Ballaststoffe und wertvolles Eiweiß.

*Schlank und fit durch Vollkorn*

### Kartoffeln – nur ohne Fett

Kartoffeln haben einen hohen GLYX und sollten deshalb nicht zusammen mit Fett gegessen werden. Bratkartoffeln, Pommes frites und Kartoffeln mit Butter sind beliebte Beute für die Fettzellen.
▶ **Schlank-Tip:** Kombinieren Sie die ja sehr gesunden Knollen einfach mit magerem Fleisch, Geflügel, Fisch oder Quark.

### Nüsse & Samen

Die kleinen Schätze der Natur strotzen von Mineralstoffen und Vitaminen, enthalten bis zu 20 % Eiweiß, leider aber auch sehr viel Fett. Da sie das Dickmacher-Hormon Insulin nicht locken, ist knabbern erwünscht, allerdings in Maßen.
▶ **Tip:** Nüsse, Sonnenblumenkerne, Kürbiskerne, Sesamsamen passen ins Müsli, über den Salat und in den Kochtopf.

*Zwar fett, aber von der gesunden Sorte*

## Milchprodukte

Unsere wichtigsten Kalzium-Lieferanten sollten täglich auf dem Schlank-Plan stehen, denn neue Studien zeigen: Ohne Kalzium schwindet kein Fett.

Auch weil Milch und Milchprodukte viel vom Fatburner Eiweiß enthalten, gehören sie zum täglichen Programm. Greifen Sie aber zu den mageren Vertretern: Beispiele finden Sie in der Fatburner-Tabelle auf Seite 36. Trinken Sie täglich ein Glas von den kalorienarmen Eiweiß-Spendern Molke, Buttermilch oder Kefir. Und essen Sie jeden Tag einen Becher **Joghurt**, zum Beispiel ins Müsli. Er enthält Bakterien, die die Darmflora stärken. Und der Darm ist nun mal das Tor zu einem gesunden Stoffwechsel.

Es gibt auch **Käse** mit wenig oder kaum Fett (Hüttenkäse, Romadur, Tilsiter). Sie können aber ruhig mal – als Hauptmahlzeit oder Snack – einen fetthaltigeren Bergkäse genießen – wenn Sie dazu Tomaten statt Brot essen. Oder wenigstens Vollkornbrot.

*Täglich Eiweiß und Kalzium, aber möglichst mager*

> **TIP!**
> Falls Sie Milchprodukte nicht vertragen, sollten Sie sich mit Eiweißpulver oder Eiweißdrinks (Seite 43) und Kalzium aus der Apotheke versorgen.

# Getränke – von Apfelsaft bis Zitronenwasser

Alles Leben beginnt im Wasser, deswegen ist es unser Lebenselixier. Der Mensch besteht zu 70 bis 80 Prozent aus Wasser. Mit zunehmendem Alter trocknet der Körper allerdings aus. Ein Baby hat pro Kilo Körpergewicht noch 690 Gramm Wasser, ein Erwachsener 600 Gramm.

Wasser ist notwendig für Ihren Stoffwechsel – über das Wasser wird jede Zelle im Organismus ernährt. Wasserschwitzend wird die Temperatur reguliert und wasserlassend der Körper entgiftet. Wasser ist Ihr wichtigster Nährstoff: Ohne Nahrung können Sie wochenlang überleben, ohne Wasser nur 4 bis 5 Tage. Auch ohne daß Sie sich körperlich anstrengen, verlieren Sie jeden Tag 2 bis 3 Liter Flüssigkeit. Und die muß nachgetankt werden.

*Auch wenn's viel klingt: 8 Gläser täglich – minimum*

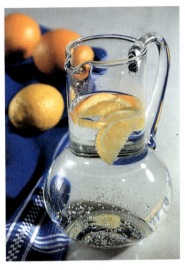

## Mineralwasser: Hungerstiller mit null Kalorien

Trinken Sie täglich 2–3 Liter Mineralwasser. Starten Sie morgens mit einem zimmerwarmen Glas, vor allem, wenn Sie Probleme mit der Verdauung haben. Das weckt den *gastrokolischen Reflex*: 10 Minuten später »muß man«.

- Trinken Sie vor dem Essen immer erst ein großes Glas Mineralwasser. Das füllt den Magen und stillt den ersten Hunger.
- Achten Sie auf einen hohen Magnesiumgehalt, mindestens 100 mg pro Liter – Sie wissen ja, Magnesium ist ein wertvoller Fatburner. Auch Jod, Selen und Zink helfen beim Abnehmen. Vergleichen Sie beim Einkauf die Mengenangaben auf dem Etikett.
- Wenn es Ihr Magen verträgt, dann trinken Sie das Wasser schön kalt. Um es auf 37 Grad Körpertemperatur aufzuwärmen, muß der Körper Energie zuschießen. Das summiert sich bei täglich 2 Litern.
- Pressen Sie in jede Flasche 2 Zitronen mit dem Fatburner Vitamin C.

*Gewöhnen Sie sich an, immer Zitronen ins Mineralwasser zu pressen: Sie bekommen Ihre tägliche Ration Vitamin C, und die Pfunde schmelzen.*

*Die Angaben auf den Etiketten vergleichen*

## Grüner Tee: Genießen Sie fernöstliche Weisheit

Chinesen trinken seit Jahrtausenden Grünen Tee. Grüner Tee regt nicht nur Stoffwechsel und Verdauung an, auch den Geist. Er weckt die Kreativität, schärft die Konzentration, macht wach und leistungsfähig. Grüner Tee ist ein Jungbrunnen und pure Medizin. Ein Blick auf seine Inhaltsstoffe sollte Sie davon überzeugen, täglich mehrere Tassen von dem schlank haltenden Allheilmittel zu trinken.

*Täglich Grüner Tee ist Medizin*

- Mineralien: Durch Kalzium und Fluor stärkt Grüner Tee Knochen und Zähne. Sein Eisen versorgt die Zellen mit Sauerstoff. Natrium, Kalium und Magnesium halten den Zellstoffwechsel in Gang. Er liefert auch Mangan für die wichtigsten Arbeiter im Stoffwechsel, die Enzyme, und Zink für Immunsystem und Wundheilung.

*Genügend Fluor für gesunde Zähne*

- Seine Vitamine A, C und E entschärfen die freien Radikale. Seine B-Vitamine sind gut für Blutbildung und Nerven.
- Unter seinen vielen sekundären Pflanzeninhaltsstoffen wirken die Polyphenole wie ein Jungbrunnen. Sie verhindern als schlagkräftige Radikalfänger das Altern der Zellen, das Entstehen von Krebs, und sie schützen das Immunsystem.

### TIP!
### Noch mehr gemütliche Fatburner

**Schwarzer Tee:** Nichts enthält mehr vom Fatburner Chrom als Schwarzer Tee. Außer der Paranuß. Knabbern Sie eine zur gemütlichen Tasse, und das Spurenelement sorgt dafür, daß die Pfunde schmelzen.
**Mate-Tee:** Die Wirkstoffe aus den Blättern des südamerikanischen Mate-Baums kurbeln den Stoffwechsel an – und die Konzentration. Mate-Tee soll sättigend wirken und kann so beim Abnehmen helfen.
**Pu-Erh-Tee:** Die Blätter des Teebaums Camellia sinensis sollen Hunger bremsen und Blutfette senken. Manche Forscher meinen allerdings, die Wirkung sei nicht anders als bei Schwarzem Tee. Versuchen Sie's selbst.

## Vitalstoff-Dusche: Frucht- und Gemüsesäfte

**Fruchtsäfte** sind wertvolle Vitamin-Spender und unabkömmlich für Wohlgefühl und Fitness. Schon wegen ihres Vitamin-C-Gehaltes gehören sie in die Schlank-Küche. Aber bitte nur frisch gepreßt!
Wenn aus der Flasche, dann nur mit dem Etikett *ohne Zuckerzusatz*. Die natürliche Süße (Fruktose) streßt den Insulin-Haushalt nicht, doch jeder Zuckerzusatz macht aus dem kostbaren Getränk einen Dickmacher.

*Säfte nur frisch gepreßt*

▶ Freundlich zur Linie sind Säfte aus Orangen, Mandarinen,

## PRAXIS
### Getränke – von Apfelsaft bis Zitronenwasser

Grapefruit, Kiwi, Apfel, Birne, Mango, Erdbeeren, Himbeeren, Brombeeren, Aprikose, Nektarine und Pflaume. Weniger empfehlenswert, weil sie einen höheren GLYX haben: Bananen und Melonen.

▶ **Schlank-Tip:** Für den Durst können Sie jeden Fruchtsaft mit Mineralwasser verdünnen – das halbiert auch die Kalorien.

**Gemüsesäfte** sind echte Freunde der schlanken Linie, nicht nur weil sie so wenig Kalorien haben. Gemüsesäfte dopen Laune, Stoffwechsel und den Geist mit einer Vielzahl an Vitaminen, Mineralstoffen und Spurenelementen – und natürlich den wertvollen Pflanzeninhaltsstoffen (Seite 57).

▶ **Tip:** Trinken Sie abwechselnd Saft aus Sauerkraut, Möhren, Tomaten, Rote Bete, Sellerie, Brennnessel, Spinat, Fenchel.

*Der grüne Wundersaft Weizengras enthält jede Menge Chlorophyll – Blattgrün, das entgiftet und die Abwehrkräfte stärkt.*

### ... und täglich ein Schnapsglas Weizengrassaft

Der Saft von den grünen Weizengras-Halmen, die man sich auf der Fensterbank auch selbst ziehen kann, entschlackt, reinigt das Blut und kurbelt den Stoffwechsel an. Der Geschmack ist gewöhnungsbedürftig – aber wenn's fit macht!

### Trinken Sie gerne Wein?

Tun Sie das ruhig auch weiterhin. 1 bis 2 Gläser am Tag empfiehlt heute sogar der Doktor. Denn Wein ist die älteste Medizin, die der Mensch kennt. Schon im Altertum wurde Wein getrunken, um den Darm zu reinigen, den Appetit anzuregen, den Schlaf zu fördern, ja sogar den Husten zu lindern. Heute – viele tausend wissenschaftliche Studien später – weiß man: Wein schützt das Herz und beugt Krebs vor.

*1 Glas täglich gilt noch als Medizin*

▶ **Schlank-Tip:** Wählen Sie trockenen Wein. Am allertrockensten, garantiert ohne Zucker, ist Diabetikerwein. Er fordert das Insulin nicht zum Dickmachen heraus.

### Gift für die Figur

**Limonaden** und Cola-Getränke sollten Sie einfach stehen lassen. Sie enthalten viel zuviel Zucker (in 1,5 Liter Cola stecken 35 Würfelzucker!).

Im **Bier** steckt das schlimmste Kohlenhydrat: Maltose, das einen höheren GLYX hat als Zucker. In Ihrer Abnehmphase sollten Sie auf Bier ganz verzichten.

*Süße Getränke reizen das Dickmacher-Hormon*

**Hochprozentiges** vom Aperitif bis zum Digestif hilft weniger beim Verdauen, als daß es dick macht. Trinken Sie lieber ab und zu ein Gläschen Champagner.

# Kleiner Diät-Guide

Hier finden Sie 12 wertvolle Regeln, die Ihnen den Einstieg in die 10-Tage-Fatburner-Wohlfühldiät (Seite 72) und in Ihr neues, schlankes Leben erleichtern.

## 1 Nüchternlauf

Wenn Sie in 10 Tagen jeden Tag 1 Pfund loswerden wollen, sollten Sie in dieser Zeit täglich 40 Minuten trainieren. Besorgen Sie sich gute Laufschuhe und eine Pulsuhr. Starten Sie jeden Morgen noch nüchtern mit Ihrem ersten Lauf: 20 bis 30 Minuten. Laufen ist eindeutig der effektivste Fatburner. Legen Sie abends eine weitere Lauf- oder Walkrunde ein – bevor Sie sich vor den Fernseher setzen. Das ist keine Strafe! Sie werden schnell merken, wie gut Ihnen Bewegung tut, ja wie süchtig sie macht.

**Wollen Sie schlank werden? Dann nichts wie los!**

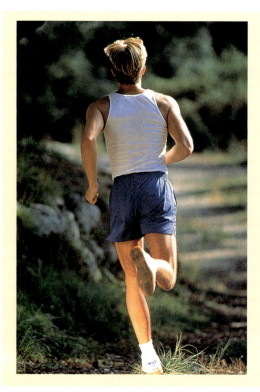

### Kleine Laufschule

- Laufen Sie einfach langsam los. Versuchen Sie, nicht mit der Ferse aufzudonnern, sondern mit dem Mittelfuß. Die Arme schwingen locker und leicht angewinkelt neben dem Körper hin und her.
- Am wichtigsten ist die richtige Atmung: Atmen Sie tief ein, drei bis vier Schritte lang, dann drei bis vier Schritte tief ausatmen. Solange Sie tief und regelmäßig atmen, laufen Sie richtig.
- Wenn die Pulsuhr Sie piepsend warnt, weil Ihr Puls über 130 schnellt, gehen Sie ein Stück. Und zwar so lange, bis Sie sich erholt fühlen. Nun wieder laufen. Viele Menschen können – obwohl sie noch nie gelaufen sind – mit Puls 130 sofort 30 Minuten durchlaufen.
- Übrigens: Wer nicht joggen will, kann auch walken (schnell gehen). Sie müssen nur 10 bis 15 Minuten länger marschieren, dann haben Sie den gleichen Fatburner-Effekt.

**PRAXIS**

**Kleiner Diät-Guide**

Wenn Sie nicht laufen können, dann trainieren Sie morgens und abends 20 Minuten auf dem Trampolin oder Heimfahrrad.

## 2 Wechsel-Dusche

Stellen Sie sich nach dem Laufen unter die Dusche – 3 Minuten warm. Dann folgen 20 Sekunden kalt (15 °C). Wichtig: Führen Sie den kalten Wasserstrahl von den Extremitäten zum Herzen hin. Beginnen Sie bei den Füßen und schrecken Sie dann die Beine ab. Nun beide Arme, dann erst den Oberkörper. Es folgen wieder 30 Sekunden warm duschen, 20 Sekunden kalt. Drei Durchgänge regen den Kreislauf an, bringen den Stoffwechsel in Schwung und sind Gymnastik für Ihre Gefäße.

*Nach dem Lauf eine belebende Dusche und Sie sind fit für den Tag*

## 3 Trink-Regeln

Auf dem Nachttisch steht ein Glas Mineralwasser – vor dem Aufstehen getrunken, sorgt es für eine geregelte Verdauung. Trinken Sie täglich 2, besser 3 Liter Mineralwasser. Pressen Sie in jedes Glas $1/2$ Zitrone. Auch o.k.: Kaffee, besser Tee (ohne Zucker). Meiden Sie alle Getränke, die Zucker enthalten: Limonaden, Cola-Getränke, Säfte mit Zuckerzusatz. Verzichten Sie auf Bier. Ein Gläschen trockenen Wein können Sie aber getrost trinken.

## 4 Nicht hungern

Sie dürfen nicht hungern. Das tut weder Seele noch Körper gut und weckt die falschen Hormone. Für Salat, Gemüse, Obst gibt es keinerlei Mengenbeschränkung. Essen Sie vor allem viele saure Äpfel. Einzige Regel: Nach 17 Uhr kein Obst mehr, das belastet den Verdauungsapparat.
Von Vollkornreis und -nudeln können Sie ruhig auch eine große Portion genießen. Ideale Vorspeise vor jeder Mahlzeit: eine große Schüssel Salat.

*Sie brauchen auf nichts zu verzichten*

## 5 Muskeltraining

Kaufen Sie sich ein Latex-Band mit Anleitung und trainieren Sie zwischendurch 10 bis 20 Minuten die Problemzonen: Bauch, Hüfte, Po. Dann bildet Ihr Körper auch Power-Hormone, die Fett wegschmelzen.

## 6 Auf Körpersignale hören

Mittags tickt die Uhr: Kantinen-Zeit. Gehen Sie jetzt essen? Entziehen Sie sich künftig dem Diktat der Uhr, lauschen Sie erst auf die Signale Ihres Körpers. Warten Sie, bis der Bauch sanft knurrend anmerkt, daß er etwas braucht. Und dann spüren Sie nach, worauf Ihr Körper Appetit

*Worauf haben Sie so richtig Lust?*

## Kleiner Diät-Guide

haben könnte – Ihr Körper, nicht der Kopf. Denn er sagt bestimmt nicht: *Schweinebraten mit Knödel!* Danach haben Sie sich noch nie richtig wohl gefühlt. Es könnte aber sein, daß Ihr Körper sagt: *Erdbeeren mit Quark,* oder: *eine große Schüssel frischen Salat mit einem Stück Putenschnitzel.* Denn er hat die Erfahrung gemacht: Danach geht's mir gut!

### Fatburner-Marmelade für Süßschnäbel

Diese Marmelade belastet Ihren Blutzuckerspiegel nicht. Für 1 Glas Marmelade: *250 g gemischte Früchte (z.B. Erdbeeren, Himbeeren, Aprikosen) • 75 g Fruchtzucker (Reformhaus) • $^1/_2$ Vanilleschote • 1,5 g Zitronensäure • $^1/_2$ TL Agar-Agar (pflanzliches Geliermittel)*
**1** Früchte waschen, putzen und in kleine Stücke schneiden. Alle Früchte in einen Topf geben. Fruchtzucker und Zitronensäure einrühren. Vanilleschote aufschlitzen, Mark herauskratzen und hinzufügen.
**2** Alles zusammen aufkochen und bei schwacher Hitze 5 Min. köcheln lassen, bis die Früchte zerfallen.
**3** Agar-Agar mit 2–3 EL kaltem Wasser anrühren, zu den Früchten geben und noch 2–3 Min. bei starker Hitze weiterkochen lassen.
**4** Marmelade sofort ein ein kleines sauberes Glas füllen und mit Twist-Off-Deckel verschließen.

### 7 Nudel-Fans

… müssen überhaupt nicht verzweifeln. Probieren Sie einfach mal Vollkornnudeln (ital. *Pasta integrale*). Sie schmecken genauso gut. Das gleiche gilt für Naturreis.

### 8 Schoko-Lust

Wollen Schokolade und Süßes nicht aus Ihrem Kopf? Dann genießen Sie einen Riegel Bitterschokolade oder einen Löffel Fatburner-Marmelade (nebenan im Kasten) – oder laufen Sie eine Runde. Dabei kommen Ihnen schöne, wichtigere Gedanken.

*Mit der neuen Ernährung schwindet auch die Zucker-Lust*

### 9 Restaurant-Anleitung

Sie wollen auswärts essen? Kein Problem. Bestellen Sie einfach Salat mit einem mageren Stück Fleisch oder Fisch. Auch erlaubt: gedünstetes Gemüse mit Geflügel/Fleisch/Fisch, Tomaten mit Mozzarella (ohne Brot), Spaghetti (Vollkorn) mit Garnelen oder Tomatensauce, Naturreis mit Gemüse, Austernpilze auf Blattsalaten. Von alldem dürfen Sie ruhig einen großen Teller essen.

*Auswählen mit Köpfchen – auch im Restaurant*

### 10 Betthupferl

Auf den nächsten Seiten finden Sie Vorschläge für kleine Snacks für die Nacht. Jedes Betthupferl

# PRAXIS
## Kleiner Diät-Guide

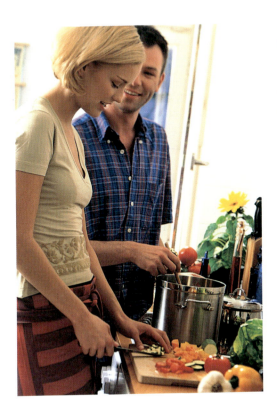

essen austauschen. Auch innerhalb der Diät-Tage dürfen Sie wechseln. Die Gemüse-/Salatmengen dürfen Sie beliebig erweitern, bis Sie satt sind. Frühstücksmuffel können den Tag auch nur mit Obst beginnen (ideal!) oder mit einem frisch gepreßten Saft.

### 12 Null Waagen-Frust

Achten Sie nicht so sehr darauf, was die Waage anzeigt. Denn Sie werden, wenn Sie täglich Sport treiben, Fett abbauen und Muskeln zulegen, und Muskeln sind schwerer als Fett. Die Lieblingsjeans und Ihr prüfender Blick sagen mehr als der Waagenzeiger.

*Nicht die Waage ist wichtig, sondern wie Sie sich fühlen*

### Und nach der Diät?

Es gibt kein Danach. Solange Sie Zucker wie ein Gewürz verwenden, Weißmehl so gut es geht meiden und sich regelmäßig bewegen, nehmen Sie ab – und bleiben schlank.
Verzichten muß keiner: Überlegen Sie sich, welche »Dickmacher« Sie in Ihrem Leben nicht missen möchten, weil die Sie glücklich und zufrieden machen. Die Praline für gute Laune, die Pizza am Samstagabend, der Krimi um 22 Uhr. Und alle diese Dinge bauen Sie ab und zu in Ihr neues Leben mit ein.

*Bringen Sie doch Ihren Partner dazu mitzumachen. Zu zweit haben Sie doppelt soviel Spaß. Die Rezeptzutaten müssen Sie dann nur verdoppeln.*

besteht aus Eiweiß und Kohlenhydraten. Diese Nährstoff-Kombination lockt die Hormone: Serotonin, das gut schlafen läßt, und das Wachstumshormon, das Fett ab- und Muskeln aufbaut – während Sie selig schlummern.

### 11 Mut zur Abwechslung

Sie müssen sich nicht sklavisch an die Rezepte halten. Sie dienen nur dazu, Ihnen ein Gefühl für »richtiges Essen« zu vermitteln. Sie können Mittag- und Abend-

# Die 10-Tage-Fatburner-Wohlfühldiät

## Erster Tag

Starten Sie heute mit Ihrem ersten Nüchternlauf. Nur Mut: raus aus dem Bett und rein in die Turnschuhe! Danach eine Wechseldusche und Sie fühlen sich wie neugeboren.

Dann erst genießen Sie das Frühstück. Gönnen Sie sich vormittags einen Fitness-Drink, nachmittags einen Snack und immer wenn Sie Hunger haben: Obst oder Gemüse.

Übrigens: Die hier beschriebenen Mittagessen können Sie vorbereiten und mit ins Büro nehmen.

▶ Alle Rezeptangaben sind für 1 Person.

## Zum Frühstück

### Obstsalat mit Buttermilch

*1 EL Vollkorn-Haferflocken • 1 kleiner Apfel • 1 kleine Birne • 1 kleine Orange • 1 rote Pflaume • 1 EL Zitronensaft • 1 TL Frutilose (Obstsüße; Reformhaus) • 100 ml Buttermilch*

**1** Haferflocken in einer trockenen Pfanne bei mittlerer Hitze unter Wenden rösten.
**2** Früchte schälen, entkernen und in schmale Spalten schneiden.
**3** In einer kleinen Schüssel mischen, mit Zitronensaft und Frutilose beträufeln. Buttermilch darübergießen, mit den gerösteten Haferflocken bestreuen.

*Süßen Sie doch mal mit Fruchtzucker*

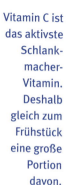

Vitamin C ist das aktivste Schlankmacher-Vitamin. Deshalb gleich zum Frühstück eine große Portion davon.

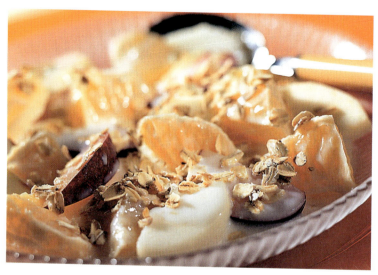

## Erster Tag

### Fitness-Drink: Erdbeer-Shake

70 g Erdbeeren waschen, putzen und grob zerteilen. Mit 2 TL Apfeldicksaft, 1 EL Orangensaft, 50 g fettarmer kalter Dickmilch (1,5 %) und 75 ml fettarmer Milch (1,5 %) in den Mixer geben und pürieren. Gleich genießen!

### Zum Mittagessen

#### Roastbeef mit Gurkencreme

*100 g Gurke • 1 Schalotte • 1 TL Olivenöl • 5 EL Gemüsebrühe • Salz • Pfeffer • 2–3 Spritzer Zitronensaft • 2 TL saure Sahne • 1/2 TL frisch geriebener Meerrettich • 1 TL gehackte Petersilie • 50 g Roastbeef-Aufschnitt*

**1** Gurke schälen, längs halbieren, entkernen und in kleine Würfel schneiden. Schalotte fein hacken und im Öl glasig dünsten. Gurkenwürfel dazugeben und 3 Min. andünsten. Brühe angießen, offen 10 Min. köcheln lassen.
**2** Gemüse vom Herd nehmen und pürieren. Mit Salz, Pfeffer und Zitronensaft abschmecken. Saure Sahne, Meerrettich und Petersilie unterrühren. Roastbeef mit Gurkencreme servieren.

*Fürs Büro: Gurkencreme in einem extra Gefäß verschließen*

### Fitness-Snack: Kohlrabi-Sandwich

1 Scheibe Kohlrabi mit 1 TL Schmand bestreichen und mit 1 Basilikumblatt belegen. Mit 1 zweiten Scheibe Kohlrabi abdecken.

### Zum Abendessen

#### Forelle auf Paprika-Lauch-Gemüse

*1 Forelle (etwa 300 g, küchenfertig vorbereitet) • Salz • Pfeffer • 1 EL Zitronensaft • 1 Petersilienzweig • 1 kleine Knoblauchzehe • 100 g rote und gelbe Paprikaschote • 1 dünne Stange Lauch (etwa 125 g) • 2 EL Olivenöl • 1 TL Butter*

**1** Fisch kalt abspülen, trockentupfen, salzen, pfeffern und mit Zitronensaft beträufeln. Knoblauch in Scheibchen schneiden und zusammen mit der gezupften Petersilie in den Bauch der Forelle legen.

### Betthupferl: Haferflocken-Joghurt

2 EL fettarmen Joghurt mit 1 TL Ahornsirup und 1 EL Vollkorn-Haferflocken verrühren.

**2** Backofen auf 200° vorheizen. Paprika waschen, putzen und in Streifen schneiden. Lauch waschen, putzen, schräg in feine Ringe schneiden. Gemüse mit Salz, Pfeffer und Öl vermischen.
**3** Gemüse auf einer Alufolie verteilen. Forelle darauflegen und mit Butterflocken belegen. Alufolie über dem Fisch zu einem Päckchen zusammenfalten.
**4** Im vorgeheizten Ofen 30 Min. garen. Beilage: 50 g Vollkornreis.

**PRAXIS**

Die 10-Tage-Fatburner-Wohlfühldiät

# Zweiter Tag

Und – wie fühlen Sie sich? Fit für den zweiten Tag? Falls Sie vom Laufen Muskelkater haben, dann haben Sie sich zu sehr angestrengt. Gehen Sie es heute langsamer an und gönnen Sie sich hinterher ein Entspannungsbad mit Lavendel oder Rosmarin. Und vergessen Sie das Trinken nicht! 2 Liter Mineralwasser – plus 4 Zitronen!

*Raus aus dem Bett und rein in die Turnschuhe!*

## Zum Frühstück

### Vollkornbrot mit Fatburner-Marmelade

*40 g Magerquark (10 % Fett) • 1 EL fettarme Milch (1,5 % Fett) • 2 Spritzer Zitronensaft • 1 Scheibe Vollkornbrot • 2 TL Fatburner-Marmelade (Rezept Seite 71) • 2 Blättchen Zitronenmelisse*

**1** Quark mit Milch und Zitronensaft geschmeidig rühren.
**2** Brot mit Quarkcreme, dann mit Marmelade bestreichen. Zitronenmelisse in feine Streifen schneiden und darauf streuen.

### Fitness-Snack: Sanddorn-Joghurt-Nektarine

1 Nektarine (oder Aprikose, Pfirsich) halbieren und entsteinen. 2 TL fettarmen Joghurt mit 1 TL Sanddornmark (mit Honig) verrühren. In die Vertiefung geben.

### Fitness-Drink: Schoko-Milch

20 g Bitterschokolade fein reiben, 1 TL zum Garnieren beiseite legen. Den Rest mit $1/2$ TL Orangenschale in den Mixer geben. 0,2 l fettarme Milch (1,5 %) erwärmen, zur Schokolade gießen und 10 Sek. kräftig mixen. In ein Glas gießen und mit übrigen Schokoraspeln bestreuen.

## Zum Mittagessen

### Rohkost mit Sesam-Vinaigrette

*50 g Möhren • 50 g Rettich • 50 g Zucchini • 50 g Radieschen • $1/2$ säuerlicher Apfel (etwa 50 g) • 4 TL Zitronensaft • Salz • Pfeffer • 1 TL Sesamöl • 1 EL Rapsöl • 2 TL geschälter Sesam*

**1** Das Gemüse waschen und putzen, Apfel schälen und entkernen. Gemüse und Apfel nacheinander mit einem Gemüsehobel raspeln, den Apfel in ein extra Schälchen. Apfel mit 2 TL Zitronensaft beträufeln. Gemüseraspeln mit etwas Salz und Pfeffer würzen, auf einen Teller geben, die Apfelraspeln oben drauf garnieren.
**2** Für die Vinaigrette den übrigen Zitronensaft, Salz, Pfeffer, Sesamöl und Öl verquirlen. Sesam in einer beschichteten Pfanne ohne Fett goldbraun rösten und unter die Sauce rühren. Diese über die Rohkost träufeln.

*Fürs Büro: Raspeln und Sauce in getrennten Gefäßen mitnehmen*

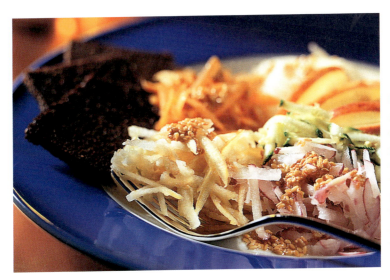

Ein leichtes Mittagessen: geraspeltes Gemüse mit feiner Sesam-Vinaigrette, dazu etwas Vollkornbrot.

## Zum Abendessen

### Puten-Mangold-Pfanne

*80 g Putenbrustfilet • 200 g Mangold • 100 g Kirschtomaten • 1 Schalotte • 1 kleine Knoblauchzehe • 2 TL Olivenöl • Salz • Pfeffer • 50 ml Geflügelfond (aus dem Glas) • 0,5 g Biobin (pflanzliches Bindemittel; Reformhaus) • 1 TL Zitronensaft • abgeriebene Zitronenschale (unbehandelt)*

*Mangold enthält viele Mineralstoffe*

**1** Fleisch in Streifen schneiden. Mangold waschen, Blätter in Streifen und Stiele in feine Scheibchen schneiden. Kirschtomaten waschen und halbieren, Schalotte und Knoblauch schälen und sehr fein würfeln.
**2** In einer Pfanne 1 TL Öl erhitzen, Fleisch darin unter Wenden in 2–3 Min. goldbraun anbraten, herausnehmen, salzen, pfeffern und warm stellen.
**3** Schalotte, Knoblauch und Mangoldstiele mit übrigem Öl 5 Min. andünsten, salzen und pfeffern. Mangoldblätter hinzufügen, kurz andünsten. Fond und Biobin verrühren, dazugeben und in 3 Min. sämig köcheln. Mit Salz, Pfeffer, Zitronensaft und -schale würzen.
**4** Tomaten und Fleisch hinzufügen, noch einmal kurz erhitzen. Beilage: 50 g Vollkornreis.

### Betthupferl: Flocken-Buttermilch

Kurz vorm Schlafengehen: 4 EL Buttermilch mit 1 TL Apfeldicksaft und 1 EL Vollkorn-Schmelzflocken verrühren.

# Dritter Tag

Langsam stellt sich Ihr Stoffwechsel auf Fettverbrennung um – und Ihre Laune auf ein Hoch. Stimmt's? Gönnen Sie sich heute ein Pflegestündchen. Belohnen Sie Ihre Haut mit einer duftenden Lotion und Ihre Haare mit einer pflegenden Packung.

*Mit der richtigen Ernährung steigt auch die Stimmung*

## Zum Frühstück

### Tomaten-Hüttenkäse mit Pumpernickel

*1 feste Tomate • 1 Frühlingszwiebel • 5 Schnittlauchhalme • 75 g körniger Frischkäse (Halbfettstufe, 4 % Fett) • 1 TL Zitronensaft • Salz • Pfeffer • 1 Scheibe Pumpernickel*

**1** Tomate waschen, vierteln, entkernen und klein würfeln. Frühlingszwiebel waschen, putzen und in feine Ringe schneiden. Schnittlauch in Röllchen schneiden, 1 TL beiseite legen.
**2** Alles unter den Frischkäse rühren. Mit Zitronensaft, Salz und Pfeffer kräftig abschmecken.
**3** Auf einen Teller geben. Mit übrigem Schnittlauch bestreuen. Die Pumpernickelscheibe diagonal zerteilen und dazu servieren.

### Fitness-Snack: Erdbeeren mit Quark-Dip

2 EL Magerquark mit 1 EL fettarmer Milch, 1 TL Frutilose und dem Mark von $^1/_2$ Vanilleschote verrühren. 100 g Erdbeeren waschen und in den Dip stippen.

## Zum Mittagessen

### Apfel-Chicorée-Salat mit Tofu

*1 Chicorée (etwa 150 g) • 1 Handvoll Rucola • 1 kleiner säuerlicher Apfel • 2 TL Zitronensaft • 2 TL Sonnenblumenkerne • 75 g Tofu • Salz • Pfeffer • 1 EL Weißweinessig • 2 EL Orangensaft • 2 TL Walnußöl • 1 EL Rapsöl*

**1** Vom Chicorée 4 Blätter ablösen, den Kolben längs vierteln, in Streifen schneiden. Rucola waschen, harte Stiele entfernen und grob hacken. Apfel vierteln, schälen und entkernen, in schmale Spalten schneiden und sofort mit 1 TL Zitronensaft beträufeln.
**2** Sonnenblumenkerne in einer beschichteten Pfanne ohne Fett rösten. Tofu abtropfen lassen,

*Chicorée ist ein echter Fatburner*

### Fitness-Drink: Limetten-Buttermilch

1 Limette heiß abwaschen, trockenreiben und die Schale fein abraspeln. Saft auspressen, mit der Schale, 1 TL Rohrzucker, 2 EL Magermilch-Joghurt (0,3 % Fett) und 125 ml Buttermilch in den Mixer geben und kräftig durchmixen. In ein hohes Glas abgießen.

PRAXIS
Dritter Tag 77

würfeln und mit Salz, Pfeffer und übrigem Zitronensaft würzen.
**3** Für die Salatsauce Essig, Orangensaft und Salz verquirlen, Walnuß- und Rapsöl unterschlagen. Salatzutaten mit dem Dressing vermengen.
**4** Salat auf den 4 Chicoréeblättern anrichten. Dazu: 1 Scheibe Vollkornbrot.

## Zum Abendessen

### Walnuß-Schollenfilets mit Brokkoli

*150 g Schollenfilet • 2 TL Zitronensaft • Salz • Pfeffer • 300 g Brokkoli • 1 Schalotte • 1 TL Butter • 150 ml Gemüsefond (aus dem Glas) • Muskat • 1 TL Olivenöl • 2 TL gehackte Walnüsse*

> ### Betthupferl: Pflaumen-Keks
> 1 TL Magerquark auf 1 Vollkorn-Keks verteilen. Oben drauf 1 Backpflaume setzen.

**1** Fisch waschen, trockentupfen und mit Zitronensaft, Salz und Pfeffer würzen. Brokkoli waschen, putzen und in Röschen zerteilen. Schalotte fein hacken.
**2** Schalotte und Brokkoli in der Butter 2 Min. andünsten. Fond angießen und das Gemüse darin zugedeckt bei schwacher Hitze 5–8 Min. dünsten. Mit Salz, Pfeffer und Muskat würzen.
**3** Schollenfilet in Öl bei schwacher Hitze auf jeder Seite 3 Min. braten. Nüsse dazugeben. Mit dem Brokkoli servieren.
Beilage: 50 g Salzkartoffeln.

Brokkoli ist mehr als eine leckere Beilage zum Fisch: Er steckt voller Vitamine, Mineralstoffe und Spurenelemente.

# Vierter Tag

*Beginnen Sie den Tag mit einem Fatburner-Frühstück: frische Vitamine und Eiweiß.*

Spüren Sie, wie die Fatburner Sie wach und vital machen? Hören Sie auf die Signale Ihres Körpers! Hat er Lust auf Salade Niçoise oder Nudeln, dann sind Sie heute hier richtig. Wenn nicht, dann wählen Sie sich etwas aus einem der anderen Rezepte oder picken sich selbst Fatburner aus den Tabellen heraus.
Nicht nachlassen beim Nüchternlauf! Halten Sie die ersten Tage durch, dann geht's nachher wie von selbst.

### Fitness-Drink: Kiwi-Kefir-Mix

1 Kiwi halbieren, schälen und kleinschneiden. Mit 1 TL Akazienhonig, 1 TL Zitronensaft und 50 ml Multivitamin-Saft (ohne Zucker) in den Mixer geben und pürieren. 100 g kalten Kefir (1,5 % Fett) dazugießen und kräftig durchmixen. Im Sommer: 2 Eiswürfel in ein hohes Glas geben, Drink darauf abgießen.
**Tip:** Statt Kiwi Johannisbeeren oder Stachelbeeren verwenden.

## Zum Frühstück

### Joghurt-Kaltschale mit Nektarine

*125 g Kefir (1,5 % Fett) • 75 g Magermilch-Joghurt (0,3 % Fett) • 2 EL Vollkorn-Schmelzflocken • 2 TL Frutilose • 1/2 Zitrone (unbehandelt) • 1/2 Nektarine • 2 EL frische oder tiefgekühlte Heidelbeeren • 1–2 Minzeblätter*

**1** Kefir mit Joghurt, Flocken und Frutilose verrühren. Etwas Zitronenschale abreiben, 1 EL Zitronensaft auspressen und beides unterrühren. Mischung in einen tiefen Teller füllen.
**2** Die Nektarine waschen, entsteinen und in dünne Spalten schneiden. Heidelbeeren abbrausen und verlesen (gefrorene Beeren auftauen lassen). Nektarine und Heidelbeeren in die Kaltschale geben. Mit Minze garnieren.

**Für Zitronen gilt: sauer macht schlank**

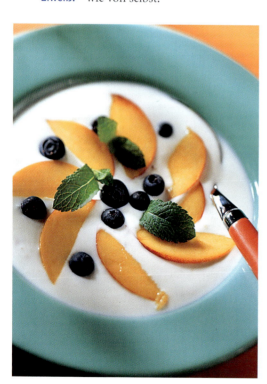

**PRAXIS**

**Vierter Tag**

## Zum Mittagessen

*Salade Niçoise*

1 Ei • beliebig viel Tomate, gelbe Paprikaschote und Kopfsalat • $^1/_2$ kleine weiße Zwiebel • 40 g Thunfisch im eigenen Saft (aus der Dose) • 1 Scheibe Edamer (30 % Fett) • $^1/_2$ Knoblauchzehe • 1 EL Rotweinessig • Salz • Pfeffer • 2 EL Olivenöl • 3 schwarze Oliven • 4 Basilikumblätter

### Fitness-Snack: Radieschen-Pumpernickeltaler

2 Pumpernickeltaler mit 1 TL körnigem Frischkäse bestreichen und mit je 2 Radieschenscheiben belegen. Salzen und pfeffern.

**1** Ei hart kochen, abschrecken, pellen und achteln.
**2** Gemüse waschen, putzen, zerkleinern. Zwiebel schälen und in dünne Halbringe schneiden. Käse in Streifen schneiden, Thunfisch abgießen und mit der Gabel auflockern.
**3** Eine Schüssel mit der Knoblauchzehe ausreiben. Darin Essig, Salz, Pfeffer und Olivenöl verrühren. Fürs Büro in ein Gefäß füllen und verschließen.
**4** Salatzutaten mischen, mit Oliven und Basilikum bestreuen, abdecken. Am Arbeitsplatz mit der Vinaigrette vermischen.

## Zum Abendessen

*Spirelli mit Bohnen und Schinken*

150 g grüne Bohnen • 100 g dicke weiße Bohnen • $^1/_2$ rote Zwiebel • 1 kleine Knoblauchzehe • 2 TL Olivenöl • $^1/_2$ TL Kräuter der Provence • Salz • Pfeffer • 6 EL Gemüsebrühe • 1 g Biobin (pflanzliches Bindemittel; Reformhaus) • 2 TL saure Sahne (10 % Fett) • 80 g grüne Vollkorn-Spiralnudeln • 25 g Lachsschinken

*Bohnen stehen ganz oben auf der Fatburner-Hitliste*

**1** Grüne Bohnen putzen, in kochendem Salzwasser 7 Min. garen. Mit Schaumkelle herausheben, abtropfen lassen, halbieren. Dicke Bohnen 5 Min. im Salzwasser blanchieren, abtropfen und Kerne aus den Häuten lösen.
**2** Zwiebel und Knoblauch fein hacken und in Öl 3 Min. andünsten. Bohnen dazugeben, mit Kräutern, Salz und Pfeffer würzen.
**3** Brühe und Biobin unter das Gemüse mischen und 2–3 Min. köcheln lassen. Vom Herd nehmen, saure Sahne unterrühren.
**4** Nudeln in Salzwasser bißfest (al dente) garen, abgießen, abtropfen lassen. Gemüse und Schinkenstreifen darauf anrichten.

### Betthupferl: Kefir mit Kleie

3 EL fettarmen Kefir mit 1 TL Birnendicksaft und 2 TL Hafer-Vollkornkleie verrühren.

# Fünfter Tag

Halbzeit! – Legen Sie heute nachmittag für Herz und Kreislauf eine zusätzliche 15-Minuten-Skipping-Runde ein: 3 Minuten mit dem Seil laufen, 3 Minuten auf der Stelle hüpfen, und immer so weiter ...

## Zum Frühstück

### Exoten mit Limetten-Kefir

*75 g fettarmer Kefir (1,5 % Fett) • $^1/_2$ Limette • 1 kleine Kiwi • 100 g Mango • 100 g Papaya • 2 Kapstachelbeeren oder Litschis*
**1** Kefir mit 1 TL Limettensaft verrühren. Mit etwas abgeriebener Limettenschale verfeinern.
**2** Kiwi schälen und achteln, Mango und Papaya schälen und in dünne Scheiben schneiden. Die Blätter der Kapstachelbeeren nach außen umklappen oder die Litschis schälen.
**3** Früchte auf einem Teller anrichten. Mit dem übrigen Limettensaft beträufeln. Mit der Kefirsauce überziehen.

*Exotische Früchte enthalten die meisten Enzyme*

### Fitness-Snack: Gemüsesticks

250 g gemischtes rohes Gemüse (z.B. Staudensellerie, rote, gelbe, grüne Paprikaschote, Kohlrabi und Fenchel) putzen und in Streifen schneiden. Genüßlich knabbern.

### Fitness-Drink: Kräuter-Tomaten-Buttermilch

1 Handvoll Kerbel, 2 Zweige Petersilie und 4 Basilikumblätter waschen und trockentupfen. Kräuter fein hacken und in den Mixer geben. 1 EL Zitronensaft und 100 ml kalten Tomatensaft hinzufügen, kurz pürieren. 100 ml Buttermilch dazugießen, mit Salz und Pfeffer würzen, 10 Sek. kräftig durchmixen. Drink in ein hohes Glas abgießen. Mit Kerbel garnieren.

## Zum Mittagessen

### Gegrillte Hähnchenbrust mit Mango-Erdnuß-Relish

*80 g Hähnchenbrustfilet • 1 Schalotte • $^1/_2$ TL getrockneter Thymian • Salz • Pfeffer • 1 TL Sonnenblumenöl • 200 g Mango • 100 g rote Paprikaschote • 1 Frühlingszwiebel • 4 TL Erdnüsse • 4 TL Limettensaft • 2–3 Tropfen Tabasco-Sauce*
**1** Fleisch waschen und trockentupfen. Schalotte fein hacken, mit Thymian, Salz, Pfeffer und Öl vermischen. Filet auf beiden Seiten mit der Würzmischung einreiben und 15 Min. abgedeckt in den Kühlschrank stellen.
**2** Mango schälen und würfeln. Paprika putzen und in kleine Würfel schneiden. Frühlingszwiebel in feine Ringe schneiden. Erdnüsse fein hacken. Mango, Paprika, Frühlingszwiebel und

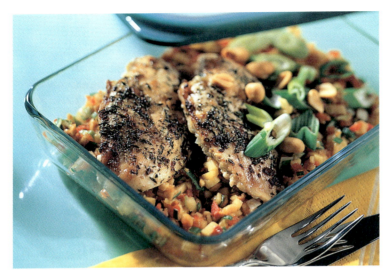

Frisches Mango-Relish mit gegrillter Hähnchenbrust läßt sich gut mitnehmen: Es schmeckt auch kalt hervorragend.

Relish mit Aprikosen oder Papaya variieren

Erdnüsse mit dem Limettensaft vermischen. Mit Salz und Tabasco kräftig abschmecken.
**3** Den Backofen-Grill vorheizen. Hähnchenbrust auf den Rost legen und von jeder Seite 5–7 Min. grillen. Auf dem Relish servieren.

## Zum Abendessen

### Chinesische Suppe mit Tofu

*50 g frische Shiitake-Pilze • 30 g Blattspinat • 1 Frühlingszwiebel • 3 Kirschtomaten • 50 g Tofu • 1 kleine Knoblauchzehe • 1 haselnußgroßes Stück Ingwer • 1 TL Erdnußöl • 400 ml Gemüsefond (aus dem Glas) • 2 TL Sojasauce • 1 TL Sesamöl • 1 TL Essig • Salz • Pfeffer*
**1** Knoblauch und Ingwer schälen und fein hacken. Pilze abreiben, Stiele entfernen, Köpfe in dünne Scheiben schneiden. Das Gemüse waschen und putzen. Spinat grob hacken, Frühlingszwiebel in feine Ringe schneiden, Kirschtomaten halbieren. Den Tofu würfeln.
**2** Knoblauch, Ingwer und Pilze im heißen Öl 2 Min. braten. Fond angießen, aufkochen und bei mittlerer Hitze 5 Min. köcheln. Die übrigen Zutaten in die Suppe geben und 2–3 Min. bei schwacher Hitze ziehen lassen. Mit Sojasauce, Sesamöl, Essig, Salz und Pfeffer abschmecken.

### Betthupferl: Aprikosen-Hüttenkäse

2 ungeschwefelte Dörraprikosen klein würfeln, mit 1 EL fein zerbröseltem Pumpernikkel unter 2 EL körnigen Frischkäse mischen.

## Sechster Tag

Hat Sie das Jogging-Fieber bereits gepackt? Sie werden sehen, bald wird das Laufen so selbstverständlich wie Zähneputzen. – Vergessen Sie nicht, auch heute etwas für Ihre Muskeln zu tun. Investieren Sie 15 Minuten mit dem Thera-Band in einen schönen Körper.

*Schon sind Sie über die Halbzeit drüber*

### Zum Frühstück

*Apfel-Müsli*

1 säuerlicher Apfel • 2 TL Zitronensaft • 1 Prise Zimt • 100 g Dickmilch (3,5 % Fett) • 3 EL gemischte Vollkorn-Flocken • 1 EL Rosinen • 1 EL gehackte Haselnüsse

**1** Apfel waschen, dünn schälen und rund um das Kerngehäuse fein raspeln. Mit Zitronensaft, Zimt und Dickmilch verrühren.
**2** Die Flocken mit Rosinen und Nüssen darunter heben.

### Fitness-Drink: Grapefruit-Kefir

½ rosa Grapefruit schälen, Filets zwischen den Trennwänden herausschneiden, dabei den abtropfenden Saft auffangen. Grapefruitfilets, Saft, 1 TL Zitronensaft und 2 TL Sanddornmark (Reformhaus) im Mixer pürieren. 125 g kalten Kefir (1,5 % Fett) dazugeben und alles noch mal kurz mixen. Mischung in ein Cocktailglas abgießen.

### Fitness-Snack: Schinken mit Papaya

½ Papaya entkernen und schälen. In Schiffchen schneiden und mit 3 Scheiben Lachsschinken anrichten. Leicht mit Pfeffer würzen.

### Zum Mittagessen

*Gefüllte Tomaten mit Guacamole*

2 Tomaten • ½ reife Avocado • ½ Limette • 1 Frühlingszwiebel • 4 Zweige Koriander (ersatzweise Petersilie) • Salz • 1 Messerspitze Sambal Oelek

**1** Tomaten waschen, einen flachen Deckel abschneiden und mit einem kleinen Löffel aushöhlen. Mit der Öffnung nach unten auf Küchenpapier legen.
**2** Avocado entsteinen, das Fleisch herauslöffeln und sofort mit dem Limettensaft pürieren.
**3** Frühlingszwiebel waschen, putzen und in feine Ringe schneiden. Koriander abbrausen, trockenschütteln und, bis auf einige Blätter, grob hacken. Frühlingszwiebel und Koriander unter das Avocado-Mus mischen. Mit Salz, Sambal Oelek und abgeriebener Limettenschale kräftig würzen.
**4** Avocado-Creme in die Tomaten füllen, Tomatendeckel auflegen und mit Korianderblättchen garnieren.
Dazu: 1 Scheibe Vollkornbrot.

*Avocado – das fette Fatburner-Wunder*

## PRAXIS
### Sechster Tag 83

## Zum Abendessen

### Asiatische Erbsen-Garnelen-Pfanne

*100 g geschälte Riesengarnelen (frisch oder tiefgekühlt) • 150 g Zuckerschoten • 30 g tiefgekühlte Erbsen • 75 g Champignons • 1 haselnußgroßes Stück Ingwer • 1 Knoblauchzehe • 1 Frühlingszwiebel • 4 EL Hühnerfond (aus dem Glas) • 1 EL Sojasauce • 2 TL Sherry • 0,5 g Biobin (pflanzliches Bindemittel) • 2 TL Erdnussöl • Salz • Pfeffer • 1 TL gerösteter Sesam*

**Gelingt im Wok besonders gut**

**1** Garnelen abbrausen und trockentupfen. Zuckerschoten waschen und putzen. Erbsen antauen lassen. Champignons abreiben, putzen und halbieren. Ingwer, Knoblauch und Frühlingszwiebel fein würfeln.
**2** Fond, Sojasauce, Sherry und Biobin verrühren.
**3** Das Öl in einer Pfanne oder im Wok stark erhitzen. Garnelen darin unter Rühren 1–2 Min. braten, herausnehmen. Dann Ingwer, Knoblauch und Frühlingszwiebel kurz anbraten. Zuckerschoten, Erbsen und Pilze hinzufügen, 3 Min. dünsten. Würzsauce angießen und 2 Min. köcheln lassen. Garnelen hinzufügen und würzen. Sesam darüber streuen.
Als Beilage: 50 g Vollkornreis.

> **Betthupferl:**
> **Knäckebrot mit Honig-Quark**
> 1 EL Quark mit 1 TL Honig verrühren, auf $^1/_2$ Scheibe Mohn-Knäckebrot verteilen.

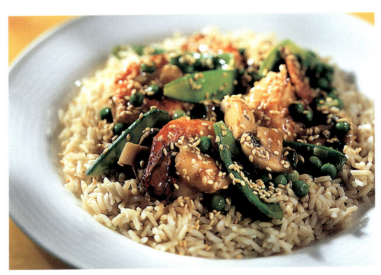

**Garnelen sind wie alle Krustentiere Super-Fatburner: Sie enthalten viel Eiweiß und wenig Fett. Lecker dazu Zuckerschoten und eine würzige Sauce.**

# Siebter Tag

Das ist die Fatburner-Ernährung: Obst und Gemüse so viel Sie wollen, täglich genügend Eiweiß, wenig Fett und kein Zucker.
Denken Sie daran: Hunger weckt die falschen Hormone, essen Sie sich also immer satt.

## Zum Frühstück

### Beeren-Müsli mit Pistazien-Joghurt

*1 EL gehackte Mandeln • 3 EL kernige Vollkorn-Haferflocken • 150 g gemischte frische oder tiefgekühlte Beeren • 100 g Magerjoghurt (0,3 % Fett) • 1 TL Frutilose (Obstsüße; Reformhaus) • 2 TL Pistazienkerne • 1–2 Minzeblätter*

> **Fitness-Drink: Gurken-Mango-Cocktail**
>
> 80 g Salatgurke schälen, längs halbieren, entkernen und kleinschneiden. 60 g Mango schälen und klein würfeln. Beides mit 1 EL Limettensaft, 50 g Joghurt (0,3 % Fett) und 100 g kalter Molke in den Mixer geben und pürieren. Mit Salz, Pfeffer, Curry und Tabasco abschmecken, noch mal durchmischen.

**1** Mandeln in einer Pfanne ohne Fett goldbraun rösten. Mit den Haferflocken mischen.
**2** Beeren kurz abbrausen und verlesen, Erdbeeren klein schneiden (gefrorene Beeren über Nacht auftauen lassen).
**3** Joghurt mit Frutilose und feingehackten Pistazien verrühren. Auf die Früchte und Flocken geben, mit Minze garnieren.

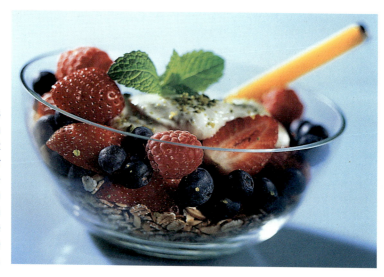

Sieht aus wie ein Müsli, ist aber Power pur: In Beeren, Nüssen und Vollkorn stecken jede Menge Vitalstoffe.

## Zum Mittagessen

### Asiatischer Fischsalat

*150 g Kabeljaufilet • 200 ml Fischfond (aus dem Glas) • 1 Lorbeerblatt • 1/2 Zitrone • 100 g frische Sojasprossen • 1 Tomate • 1 Frühlingszwiebel • 4 Zweige Koriander (oder Petersilie) • 3 EL Essig • 1 EL Sojasauce • Salz • Pfeffer • 1 EL Rapsöl*

### Fitness-Snack: Puten-Mango-Röllchen

2 Scheiben Putenschinken (etwa 30 g) mit je 1 kleinem Kopfsalatblatt und 1 Mangospalte belegen, aufrollen.

**1** Fisch kalt abbrausen. Fond mit Lorbeer, 2 Zitronenscheiben, 2 EL Essig und Salz zum Kochen bringen. Fisch darin bei schwacher Hitze 12 Min. ziehen lassen.
**2** Sprossen kurz mit kochendem Wasser übergießen und abtropfen lassen. Tomate achteln, Frühlingszwiebel in feine Ringe schneiden. Korianderblätter von den Stengeln zupfen.
**3** Den übrigen Essig mit Sojasauce, Salz, Pfeffer, 2 EL Pochiersud und Öl verrühren.
**4** Fisch abtropfen lassen, in Stücke schneiden. Mit Sprossen, Tomate, Frühlingszwiebel und Koriander vorsichtig in der Vinaigrette wenden, würzen. Dazu: 1 Scheibe Vollkornbrot.

*Essen Sie mindestens einmal pro Woche Fisch*

## Zum Abendessen

### Buntes Gemüse-Risotto

*1/2 kleine Zwiebel • 1 kleine Knoblauchzehe • 2 TL Olivenöl • 60 g Vollkornreis • 1/2 TL frisch gehackter Thymian • 2 EL trockener Weißwein • 1/4 l Gemüsebrühe • 50 g Möhren • 50 g Kohlrabi • 50 g Frühlingszwiebeln • Salz • Pfeffer • 1–2 TL Zitronensaft • 3 Blätter Zitronenmelisse • 1 EL frisch geriebener Parmesan*

**1** Zwiebel und Knoblauch fein würfeln und im heißen Öl glasig werden lassen. Reis dazugeben und bei schwacher Hitze braten, bis er glänzt. Thymian hinzufügen und mit dem Wein ablöschen. Nach und nach die heiße Brühe dazugießen und 30 Min. offen garen.
**2** Möhren und Kohlrabi schälen, in kleine Würfel schneiden. Frühlingszwiebeln waschen, in feine Ringe schneiden. Gemüse nach 20 Min. unter das Risotto mischen und noch 10 Min. mitgaren.
**3** Risotto mit Salz, Pfeffer und Zitronensaft abschmecken. Zitronenmelisse feinstreifig schneiden. Mit dem Parmesan draufstreuen.

*Risotto mit Ihrem Lieblingsgemüse variieren*

### Betthupferl: Schmand-Brot mit Rübenkraut

*1/2 Vollkornbrot erst mit 1 TL Schmand, dann mit 1 TL Rübenkraut bestreichen.*

# Achter Tag

*Ohne tägliche Bewegung kein Erfolg!*

Nun müßte die Waage schon 4 Kilo weniger zeigen. Wenn nicht, dann könnte es sein, daß Sie (a) gar nicht oder (b) zu schnell laufen – in Sauerstoffnot verbrennt der Körper kein Fett. Oder daß Sie (c) schon zu viele Diäten hinter sich haben – und Ihr Stoffwechsel so »ausgeleiert« ist, daß er einfach längere Zeit braucht, um sich umzustellen. Lassen Sie Ihrem Körper Zeit. Der Erfolg stellt sich dann halt etwas später ein.

## Zum Frühstück

### Zitrusfrüchte mit Avocado-Creme

*1 rosa Grapefruit • 1 Orange • 1/2 Avocado • 50 g Magermilch-Joghurt (0,3 % Fett) • 1 TL Frutilose (Obstsüße; Reformhaus) • 1 TL gehackte Walnüsse*

**1** Grapefruit und Orange schälen, Filets aus den Trennhäuten lösen, in ein Sieb geben und den abtropfenden Saft auffangen.
**2** Avocado entsteinen, Fruchtfleisch herauslöffeln und mit dem abgetropften Saft der Früchte, Joghurt und Frutilose pürieren. Avocado-Creme in eine flache Schale geben, Grapefruit- und Orangenfilets darauf anrichten. Mit den Walnüssen bestreuen.

*Die optimale Kombination: Avocado mit viel Vitamin C*

## Fitness-Drink: Holunder-Birnen-Shake

75 g Birne schälen, entkernen und in Stücke schneiden. Mit 2 TL Zitronensaft und 1 TL Birnendicksaft pürieren. 4 EL Holunderbeersaft (ohne Zucker) und 100 ml Milch (1,5 % Fett) dazugeben, kurz und kräftig durchmixen. Drink in ein Glas abgießen und mit Zitronenmelisse garnieren.

## Zum Mittagessen

### Gebratene Austernpilze mit Basilikum-Joghurt

*150 g Zucchini • 150 g Austernpilze • 2 TL Olivenöl • 2 EL Zitronensaft • Salz • Pfeffer • 75 g Magermilch-Joghurt (0,3 % Fett) • 6 Basilikumblätter • 2 EL saure Sahne*

**1** Zucchini waschen und in 1/2 cm dicke Scheiben schneiden. Pilze abreiben, putzen und grob zerteilen.
**2** Eine Grillpfanne mit Öl einstreichen. Zucchini und Pilze darin bei starker Hitze unter Wenden in 5 Min. goldbraun braten. Sofort mit Zitronensaft

## Fitness-Snack: Gefüllte Gurkenringe

130 g Salatgurke waschen und mit einem Apfelausstecher das Mark aushöhlen. 2 EL Magerquark mit 2 TL gehacktem Kerbel oder Dill, Salz und Pfeffer verrühren. In die Mitte der Gurke drücken, 1/2 Std. kalt stellen. Gurke in Scheiben schneiden.

# PRAXIS
## Achter Tag
### 87

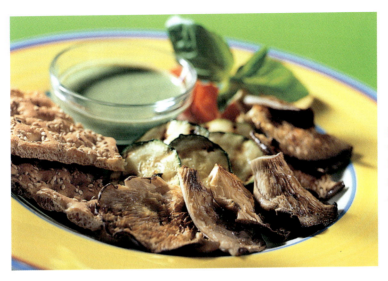

Schmeckt warm und kalt: gebratene Austernpilze und Zucchini mit frischem Basilikum-Dip.

*Fürs Büro Dip in ein extra Gefäß geben*

beträufeln, salzen und pfeffern.
**3** Für die Sauce Joghurt und Basilikum pürieren, salzen, saure Sahne untermischen.
Beilage: Sesam-Knäckebrot.

## Zum Abendessen

### Blitz-Minestrone

*1 Schalotte • 1 Knoblauchzehe • 2 TL Olivenöl • 200 g tiefgekühltes Suppengemüse • $^1/_4$ l Gemüsebrühe • 1 Tomate • $^1/_2$ TL gehackter Thymian • 1 Lorbeerblatt • 80 g Hähnchenbrustfilet • 50 g weiße Bohnen (gekocht oder aus der Dose) • Salz • Pfeffer • 4 Basilikumblätter • 2 TL frisch geriebener Parmesan*

**1** Schalotte und Knoblauch fein würfeln und in heißem Öl glasig dünsten. Gemüse dazugeben, 2 Min. dünsten. Brühe angießen und aufkochen.
**2** Tomate grob würfeln, mit Thymian und Lorbeer in die Suppe geben. Zugedeckt bei mittlerer Hitze 10 Min. köcheln.
**3** Fleisch abspülen, trockentupfen und in feine Streifen schneiden. Zusammen mit den Bohnen in die Suppe geben, 5 Min. erhitzen, würzen.
**4** Basilikum feinstreifig schneiden, mit Parmesan darüberstreuen.

*Basilikum nicht mitkochen, frisch verwenden*

### Betthupferl: Leinsamen-Dickmilch
2 EL fettarme Dickmilch mit 1 TL Rohrzucker, 2 TL Leinsamen und 2 TL gemischten Vollkorn-Flocken verrühren.

## Neunter Tag

Endspurt: vorletzter Tag! Noch viel Spaß und guten Appetit. Übrigens: Durch das tägliche Laufen tanken Sie noch einen weiteren Schlankmacher: Licht. Die Sonnenstrahlen heben den Serotonin-Spiegel im Gehirn an. Der Botenstoff sorgt für Glücksgefühle und bremst zudem den Heißhunger auf Süßes.

### Zum Frühstück

*Flocken-Quark mit Zwetschgenmus*

> Zwetschgen und Pflaumen sind ideal zum Abnehmen

*100 g Zwetschgen • 2 TL Zitronensaft • abgeriebene Zitronenschale (unbehandelt) • je 1 Prise Zimt und Nelke • 80 g Magerquark • 4 EL fettarmer Kefir (1,5 % Fett) • 3 EL Vollkorn-Haferflocken*

**1** Zwetschgen waschen, entsteinen und klein schneiden. In einem Topf mit 1 EL Wasser und Zitronensaft bei schwacher Hitze 5 Min. dünsten, dann pürieren.
**2** Das Mus mit Zitronenschale, Zimt und Nelke würzen.
**3** Quark und Kefir mit den Haferflocken verrühren. Flockenquark und Zwetschgenmus in abwechselnden Schichten in ein Schälchen füllen.

---

*Fitness-Drink: Rote-Bete-Shake*

50 g Sellerie schälen, fein würfeln und mit 1 EL Zitronensaft und 75 ml Rote-Bete-Saft im Mixer kräftig durchmixen. 100 ml Buttermilch dazugeben, mit Salz und Pfeffer würzen. In ein Glas abgießen.

---

*Fitness-Snack: Tomaten-Knäckebrot*

1 Scheibe Roggen-Knäckebrot mit 1 TL Magerquark bestreichen. Mit Tomatenscheiben belegen, mit Salz, Pfeffer und 1 TL Schnittlauchröllchen bestreuen.

### Zum Mittagessen

*Garnelen-Spinat-Omelett*

*50 g gekochte und geschälte Garnelen (Shrimps) • 50 g zarter Blattspinat • 50 g rote Paprikaschote • 2 Schalotten • 1 Knoblauchzehe • 1 TL Rapsöl • Salz • Pfeffer • geriebener Muskat • 2 Eier • 4 EL fettarme Milch (1,5 % Fett)*

**1** Spinat waschen und grob hacken. Paprika waschen und klein würfeln. Schalotten in feine Ringe schneiden. Knoblauch abziehen.
**2** Schalotten, zerdrückten Knoblauch und Paprika in Öl 3 Min. unter Rühren anbraten. Garnelen und Spinat untermischen, 1 Min. dünsten. Mit Salz, Pfeffer und Muskat würzen.
**3** Eier und Milch verquirlen, über die Mischung gießen und bei mittlerer Hitze 5 Min. stocken lassen.

> Meeresfrüchte so oft wie möglich auf den Speiseplan

## Zum Abendessen

### Kohlrabi-Carpaccio mit Quark-Nocken

*70 g Magerquark (10 % Fett) • 30 g fettreduzierter Frischkäse • 2 TL Schnittlauchröllchen • 1 TL Zitronensaft • Salz • Pfeffer • 2 TL Kürbiskerne • 1 kleiner Kohlrabi • 2 Radieschen • 1 Frühlingszwiebel • 1 EL Weißweinessig • 2 TL Kürbiskernöl • 1 EL Rapsöl*

**1** Quark, Frischkäse und Schnittlauch vermischen, mit Zitronensaft, Salz und Pfeffer würzen. Masse in ein Schälchen geben und 30 Min. ins Gefrierfach stellen.
**2** Kürbiskerne in einer beschichteten Pfanne ohne Fett rösten. Kohlrabi schälen und auf dem Gurkenhobel in hauchdünne Scheiben schneiden. Radieschen und Frühlingszwiebel waschen, Radieschen in feine Scheibchen, Frühlingszwiebel in Ringe schneiden.
**3** Für die Marinade Essig, Salz, Pfeffer und beide Ölsorten verrühren. Kohlrabischeiben auf einem großen Teller auslegen, Marinade darüber geben. Mit Radieschen, Frühlingszwiebel und Kürbiskernen bestreuen.
**4** Aus der Frischkäsemasse mit zwei angefeuchteten Teelöffeln Nocken formen und auf das Carpaccio setzen.
Beilage: 1 Scheibe Pumpernickel.

> ### Betthupferl: Honig-Milch-Mix
> 4 EL fettarme Milch mit 1 TL Honig und 1 EL Vollkorn-Schmelzflocken verrühren.

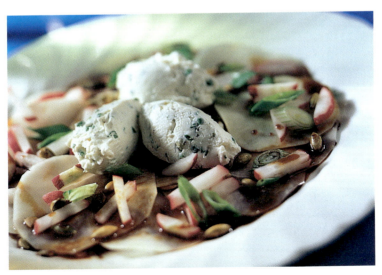

Kohlrabi-Carpaccio liefert jede Menge Vitamine und Mineralstoffe, die Quark-Nocken das nötige Eiweiß dazu.

# Zehnter Tag

Nun müßte Ihnen das Motto »Bewegung macht Spaß – und die Ernährung mit Fatburnern auch« in Fleisch und Blut übergegangen sein. Heute gibt's noch einen Edelschlemmer-Tag, und dann können Sie sich als Fatburner-Experte selbständig machen.

Bleiben Sie auch im Alltag dabei, es lohnt sich!

## Zum Frühstück

### Lachs-Gurken-Knäckebrot

*30 g Gemüsegurke • 30 g Räucherlachs in Scheiben • 2 Zweige Dill • 2 TL saure Sahne • Salz • Pfeffer • 2 Scheiben Roggen-Knäckebrot*

**1** Dill abbrausen und trockenschütteln, 2 Dillspitzen zum Garnieren beiseite legen. Dill fein hacken, mit der sauren Sahne verrühren, salzen und pfeffern. Auf die Knäckebrote streichen.
**2** Die Gurke schälen und in dünne Scheiben schneiden, auf die Brote verteilen. Mit dem Lachs belegen und mit Dill garnieren.

### Fitness-Drink: Mango-Kokos-Molke

80 g Mango klein würfeln. Mit 2 EL Limettensaft, 1 TL Ahornsirup und 30 g ungesüßter Kokosmilch (Dose) im Mixer kräftig durchmixen. 100 g kalte Trinkmolke dazugießen und noch mal mixen. In ein hohes Glas geben, mit Minzeblättern garnieren.

### Fitness-Snack: Kiwi-Ei

1 Kiwi quer halbieren und das Fruchtfleisch wie bei einem Frühstücksei herauslöffeln.

## Zum Mittagessen

### Kaltes Ratatouille

*Je 50 g rote und gelbe Paprikaschote • 75 g Zucchini • 50 g Aubergine • 1 Knoblauchzehe • 200 g Tomaten • 1 EL Olivenöl • 1 TL Zitronensaft • 1 TL Kapern • 1 TL Kapernsud • Salz • Pfeffer • 3 Zweige Petersilie*

**1** Gemüse waschen und putzen. Paprika in 2 cm große Stücke schneiden. Zucchini in Scheiben schneiden. Aubergine längs halbieren und in dünne Scheiben schneiden. Knoblauch schälen.
**2** Tomaten kurz in kochendes Wasser tauchen, abschrecken und häuten. Tomaten vierteln, entkernen und grob würfeln.
**3** Öl erhitzen, Zucchini und Aubergine 2 Min. anbraten. Knoblauch dazupressen. Paprika hinzufügen und 3 Min. mitbraten. Hälfte der Tomaten einrühren, mit Zitronensaft, Kapern, Kapernsud, Salz und Pfeffer würzen. Zugedeckt 5 Min. dünsten.
**4** Petersilienblätter grob hacken. Mit den übrigen Tomaten unter das Gemüse mischen. Erkalten lassen, dazu Vollkornbrot.

Sie können das Ratatouille natürlich auch warm servieren

# PRAXIS
## Zehnter Tag

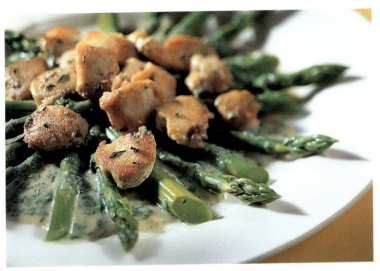

Spargel ist nicht nur was für Feinschmecker: Essen Sie in der Spargelzeit so viel davon, wie Sie Lust haben, denn er ist ein echter Fatburner.

## Zum Abendessen

### Grüner Spargel mit Kaninchenfilet

*200 g grüner Spargel • 80 g Kaninchenrückenfilet • Salz • Pfeffer • 1 TL gehackter Thymian • 1 TL Olivenöl • 75 g Magermilch-Joghurt (0,3 % Fett) • 50 g saure Sahne • 1 TL Zitronensaft • 1 Handvoll Kerbel*

*Außerhalb der Spargelzeit mit Brokkoli variieren*

**1** Spargel waschen, putzen und nur im unteren Drittel schälen. In kochendes Salzwasser geben und in 10–15 Min. bißfest garen.
**2** Kaninchenfilet häuten und in dünne Scheibchen schneiden, mit Salz, Pfeffer und Thymian auf beiden Seiten würzen.
**3** Eine Grillpfanne mit Öl einstreichen, Filet unter Wenden in 4 Min. goldbraun braten.
**4** Joghurt, saure Sahne und Zitronensaft vermischen, erhitzen, aber nicht kochen. Mit Salz und Pfeffer würzen. Kerbel abbrausen, verlesen, fein hacken und unterrühren.
**5** Spargel auf einem Teller anrichten, Kerbelsauce darüber geben und das Fleisch darauf legen. Beilage: 50 g Pellkartoffeln.

### Betthupferl: Schoko-Milch-Pralinen

8 EL fettarme Milch mit 3 TL fein gehackter Bitterschokolade erhitzen. $1/4$ TL Agar-Agar mit 2 EL Wasser verrühren, dazu geben und 2 Min. köcheln lassen. Mischung in Eiswürfelbehälter verteilen und $1/2$ Std. im Kühlschrank fest werden lassen. Als Betthupferl: Nimm zwei.

# Zum Nachschlagen

## Adressen, die weiterhelfen

Der Deutsche Leichtathletikverband vermittelt Joggingpartner. Bundesweit gibt es 2600 Lauftreffs:
Tel. 0 61 51 / 77 08 52
Verbraucherzentrale Bundesverband e. V.
Markgrafenstr. 66
10969 Berlin
Tel. 030/258 00-0
Fax 030/258 00-518
info@vzbv.de
www.vzbv.de
Österreichische Gesellschaft für Ernährung (ÖGE)
Zaunergasse 1–3
A-1037 Wien
Schweizerische Gesellschaft für Ernährung (SGE)
Postfach 83 33
CH-3000 Bern 14

## Bücher, die weiterhelfen

### Bücher aus dem Gräfe und Unzer Verlag

Bohlmann, Friedrich: *Essen als Medizin.*
Gebauer, Birgit: *Entschlacken 1x pro Woche.*
Grillparzer, Marion: *GLYX-Diät.*
Grillparzer, Marion: *Die magische Kohlsuppe – das Kultbuch.*
Hopfenzitz, Petra: *GU Kompass Mineralstoffe.*
Schutt, Karin: *Das große Buch zum Abnehmen.*
Strunz, Ulrich: *Forever young. Das Erfolgsprogramm.*
Strunz, Ulrich: *Forever young. Das Ernährungsprogramm.*
Strunz, Ulrich: *Forever young. Das Leicht-Lauf-Programm.*
Szwillus, Marlisa, Kunisuke, Mitami: *Lust auf Sushi.*
Unger-Göbel, Ulla: *GU Kompass Vitamine.*

### Weitere Bücher zum Thema

Grimm, Hans-Ulrich: *Die Suppe lügt.* Klett Cotta, Stuttgart
Kasper, Heinrich: *Ernährungsmedizin und Diätetik.* Urban & Schwarzenberg, München
Leighton H., u.a.: *Zucker-Knacker.* Mosaik bei Goldmann, München
Montignac, Michel: *Ich esse, um abzunehmen.* Artulen-Verlag
Münzing-Ruef, Ingeborg: *Kursbuch gesunde Ernährung.* Heyne, München
Sears, Barry: *Das Optimum.* Econ-Verlag, Düsseldorf
Steffny, Herbert, Pramann, Ulrich: *Perfektes Lauftraining.* Südwest, München
Strunz, Ulrich: *Die Diät.* Heyne, München

> **TIP!**
> **Zu bestellen: Fatburner-Trampolin**
>
> ... und andere Dinge, die das Leben leichter machen, wie z. B. Pulsuhr, Fettwaage, Flexbänder. Das Fatburner-Trampolin (von der deutschen Firma Heymans) passt mit 1,02 Meter Durchmesser und abschraubbaren 20-Zentimeter-Beinen in jedes Wohnzimmer. Der fröhliche orangefarbene Randbezug erinnert an das tägliche Workout. Die schwarze Sprungmatte mit höchster Elastizität und Lebensdauer garantiert optimalen Trainingseffekt. Die weiche Spezialfederung ist so ausgelegt, dass man auch noch mit 120 Kilo hüpfen kann. Preis: 167 EUR, im Fatburner-Paket mit zwei Flexbändern: 184 EUR. Bestellen und/oder informieren unter:
> www.fidolino.com
> Tel. 081 21/47 88 16
> Fax 081 21/ 47 88 17
> e-mail: info@fidolino.com

# Rezept-Register

## Zum Frühstück

Apfel-Müsli 82
Beeren-Müsli mit Pistazien-Joghurt 84
Exoten mit Limetten-Kefir 80
Fatburner-Marmelade 70
Flocken-Quark mit Zwetschgenmus 88
Joghurt-Kaltschale mit Nektarine 78
Lachs-Gurken-Knäckebrot 90
Obstsalat mit Buttermilch 72
Tomaten-Hüttenkäse auf Pumpernickel 76
Vollkornbrot mit Fatburner-Marmelade 74
Zitrusfrüchte mit Avocado-Creme 86

## Fitness-Drinks

Erdbeer-Shake 73
Grapefruit-Kefir 82
Gurken-Mango-Cocktail 84
Holunder-Birnen-Shake 86
Kiwi-Kefir-Mix 78
Kräuter-Tomaten-Buttermilch 80
Limetten-Buttermilch 76
Mango-Kokos-Molke 90
Rote-Bete-Shake 88
Schoko-Milch 74

## Fitness-Snacks

Erdbeeren mit Quark-Dip 76
Gefüllte Gurkenringe 86
Gemüsesticks 80
Kiwi-Ei 90
Kohlrabi-Sandwich 73
Puten-Mango-Röllchen 85
Radieschen-Pumpernickeltaler 78
Sanddorn-Joghurt-Nektarine 74
Schinken mit Papaya 82
Tomaten-Knäckebrot 88

## Zum Mittagessen

Apfel-Chicorée-Salat mit Tofu 76
Asiatischer Fischsalat 85
Garnelen-Spinat-Omelett 88
Gebratene Austernpilze mit Basilikum-Joghurt 86
Gefüllte Tomaten mit Guacamole 82
Gegrillte Hähnchenbrust mit Mango-Erdnuß-Relish 80
Kaltes Ratatouille 90
Roastbeef mit Gurkencreme 73
Rohkost mit Sesam-Vinaigrette 74
Salade Niçoise 79

## Zum Abendessen

Asiatische Erbsen-Garnelen-Pfanne 83
Blitz-Minestrone 87
Buntes-Gemüse-Risotto 85
Chinesische Suppe mit Tofu 81
Forelle auf Paprika-Lauch-Gemüse 73
Grüner Spargel mit Kaninchenfilet 91
Kohlrabi-Carpaccio mit Quark-Nocken 89
Puten-Mangold-Pfanne 75
Spirelli mit Bohnen und Schinken 79
Walnuß-Schollenfilets mit Brokkoli 77

## Betthupferl

Aprikosen-Hüttenkäse 81
Flocken-Buttermilch 75
Haferflocken-Joghurt 73
Honig-Milch-Mix 89
Kefir mit Kleie 79
Knäckebrot mit Honig-Quark 83
Leinsamen-Dickmilch 87
Pflaumen-Keks 77
Schmand-Brot mit Rübenkraut 85
Schoko-Milch-Pralinen 91

# Sachregister

**A**
Algen 48, 58
Aminosäuren 20, 38, 44
Ananas 54
Apfel 52
Apfeldicksaft 29
Aprikose 52
Artischocke 58
Ätherische Öle 57
Ausdauertraining 17

**B**
Backwaren 37
Ballaststoffe 27, 56, **57**, 64
Bauchspeicheldrüse 26 f.
Beeren 53
Beilagen 63
Beta-Karotin 54
Betthupferl 44, 70
Bewegung 13, **15**, 68
Bier 67
Biologische Wertigkeit 43
Biosystem 18, 19
Birne 54
Birnendicksaft 29
Blutzucker 25 f.
Blutzuckerspiegel 25 f., 30
Body-Mass-Index (BMI) 12
Bohnen 59
Bor 54
Botenstoffe 41
Brokkoli 58
Brombeeren 54
Bromelin 54
Brot 63
Büromahlzeiten 72

**C**
Chicorée 58
Chili 59
Chlorophyll 57, 67
Cholesterinspiegel 33, 52
Chrom 49
Cola-Getränke 67

**D**
Diäten 10, 39, 40, 48
Dopamin 41
Dünsten 35

**E**
Eiweiß 11, 38 f.
Eiweiß, pflanzliches 59
Eiweiß + Kohlenhydrate 40, 71
Eiweiß + Vitamine 39
Eiweißformel 41
Eiweißmangel 38
Energiegewinnung 25
Energiereserven 14, 16
Enzyme 20, 38, 54, 55
Erbsen 59
Erdbeeren 53
Evolution 9, 18
Exotische Früchte 54

**F**
Fastfood 19
Fatburner 31, 36
Feigen 55
Fertigprodukte 18, 20, 35
Fett 14, 32 f.
Fett + Kohlenhydrate 34
Fett + Zucker 33
Fetthorter 31
Fettnäpfchen 37
Fettpolster 14
Fettstoffwechsel 46
Fettverbrennung **16**, 17, 44, 47, 48
Fisch 32, 35, 36, 37, 39, **62**
Flavonoide 53, 56, 57
Fleisch 35, 36, 37, **63**
Freie Radikale 46, 57, 58
Friteuse 35
Fruchtsäfte 66
Fruchtzucker 26
Fruktose 24, 26
Frutilose 29

**G**
Gastrokolischer Reflex 65
Geflügel 35, 36, 37, 39, 63
Gehirn 25, 26

Gemüse 35, 36, **57** f.
Gemüsesäfte 67
Genetisches Programm 9, 18, 19
Gesättigte Fettsäuren 33
Geschmacksverstärker 21
Getränke 65
Getreideprodukte 36
Gewicht 8, 32, 71
Glukagon 28
Glukose 24, 25
Glykämischer Index (→ GLYX)
GLYX **29** f., 31, 63, 64
Grapefruit 56
Grüner Tee 66
Gymnastik 17

**H**
Hanteln 17
Heidelbeeren 54
Himbeeren 54
Homo sapiens 18, 19
Honig 29
Hormone 20, 27, 44 f.
Hülsenfrüchte 35, 59

**I**
Idealgewicht 12
Immunabwehr 46, 58
Insulin 25, 27
Insulinspiegel 17

**J**
Jod 48, 58
Joggen 16, 68
Joghurt 64
Johannisbeeren 53
Jo-Jo-Effekt 10, 11

**K**
Kalium 52
Kalorien 11, 29
Kalzium 48, 64
Kantinenessen 69
Karnitin 44, 47
Karotinoide 57
Karotten 59
Kartoffeln 64

# Sachregister

Käse 36, 37, 64
Kirschen 55
Kiwi 56
Kohlarten 59
Kohlenhydrate 16, **24 f.**, 31, 34, 40
Kohlenhydrat-Verbrennung 15
Konservierungsstoffe 21
Körperfett-Anteil 12, 32
Kräuter 60
Krebsvorbeugung 57, 58
Kreta-Diät 32

**L**
Laktose 24
Latexband 17
Lauch 60
Laufen 16, 17, 68
Lebensmittel, hoher GLYX 31
 – niedriger GLYX 31
 – Fatburner 31, 36
 – Fetthorter 31
 – Fettnäpfchen 37
Light-Produkte 21
Limonade 67
Linsen 59

**M**
Magnesium 48
Mangan 53
Mango 54
Marmelade 70
Meeresfrüchte 62
Methionin 45
Milchprodukte 35, 36, 37, 48, **64**
Mineralstoffe 46 f., 57, 66
Mineralwasser 65, 69
Mitochondrien 10, 46
Muskelanteil 14, 32
Muskeln 13, 14, 25
Muskeltraining 69
Müsli 35

**N**
Nährstoffe 20
Nährstoff-Mangel 21
Noradrenalin 45, 47
Norepinephrin 41

Nüchternlauf 68
Nüsse 37, 64

**O**
Obst 26, 36, 52
Olivenöl 32, 35
Ölsäuren 32
Omega-3-Fettsäuren 32, 62
Orange 56
Osteoporose 48

**P**
Pantothensäure 52
Papaya 55
Pektin 52, 59
Pflanzenfarbstoffe 53
Pflanzliche Öle 33, 36
Pflaumen 56
Phytosterine 57
Proteine 38
Puh-Erh-Tee 66
Puls 16, 17
Pulsuhr 17, 68

**R**
Radfahren 16
Radieschen 61
Restaurantessen 70
Rettich 61
Rezepte 72–91

**S**
Saccharose 24
Samen 64
Saponine 57
Schalentiere 62
Schnaps 67
Schokolade 70
Schweinebraten 34
Seilspringen 17
Sekundäre Pflanzeninhaltsstoffe 57, 66
Sellerie 61
Skating 16
Skipping 17
Spargel 60
Sport 14, 15, 68

Spurenelemente 46 f.
Stoffwechsel 8, 17, 18, 20 f.
Sushi 48
Süßigkeiten 24, 37, 70

**T**
Taurin 45
Tee 66
Theraband 17
Tierische Fette 37
Tomate 61

**U**
Übergewicht 8, 10, 29
Umweltgifte 46
Ungesättigte Fettsäuren 33, 53
UV-Strahlen 46

**V**
Verdauung 55, 56, 58
Verdauungsenzyme 25
Vitalstoffe 19, 20, **46 f.**, 49
Vitalstoff-Mangel 20
Vitamin C 46, 65
Vitamine 46 f., 52–61
Vitaminpräparate 49
Vollkornbrot 64
Vollkornprodukte 27, 48

**W**
Wachstumshormon 17, 44
Waist-Hip-Ratio 13
Walking 16, 68
Wechseldusche 69
Wein 67
Weißmehl 29, 48
WHR 13
Wurst 63

**Z**
Zitrone 56, 65
Zitrusfrüchte 56
Zucker 11, **24 f.**, 28
Zuckerbausteine 24
Zuckerrübensirup 29
Zwiebel 61

Die vorliegende Lizenzausgabe beruht auf der 1999 erschienenen Erstausgabe von *Fatburner*.

Besuchen Sie uns im Internet:
www.weltbild.de

Genehmigte Lizenzausgabe der Verlagsgruppe Weltbild GmbH,
Steinerne Furt, D-86167 Augsburg
Copyright der Originalausgabe © 2004 by
GRÄFE UND UNZER VERLAG GmbH, München
Umschlaggestaltung: Atelier Lehmacher, Friedberg
Umschlagmotiv: Atelier Lehmacher, Friedberg
Gesamtherstellung: TYPOS-Digital Print, spol. s r. o., Plzen
Printed in the EU
ISBN 978-3-8289-2083-5

2007
Die letzte Jahreszahl gibt die aktuelle Lizenzausgabe an.